TAMER SECKIN

ENDOMETRIOSE

Mehr als nur Regelschmerzen

AF627254

Bibliografische Information der Deutschen Nationalbibliothek
Die Deutsche Nationalbibliothek verzeichnet diese Publikation in der Deutschen Nationalbibliografie.
Detaillierte bibliografische Daten sind im Internet über http://d-nb.de abrufbar.

Für Fragen und Anregungen
info@mvg-verlag.de

Wichtiger Hinweis
Dieses Buch ist für Lernzwecke gedacht. Es stellt keinen Ersatz für eine individuelle medizinische Beratung dar und sollte auch nicht als solcher benutzt werden. Wenn Sie medizinischen Rat einholen wollen, konsultieren Sie bitte einen qualifizierten Arzt. Der Verlag und der Autor haften für keine nachteiligen Auswirkungen, die in einem direkten oder indirekten Zusammenhang mit den Informationen stehen, die in diesem Buch enthalten sind.

1. Auflage 2019
© 2019 by mvg Verlag, ein Imprint der Münchner Verlagsgruppe GmbH
Nymphenburger Straße 86
D-80636 München
Tel.: 089 651285-0
Fax: 089 652096

Die amerikanische Originalausgabe erschien 2016 bei Turner Publishing Company unter dem Titel *The doctor will see you now.* © 2016 by Tamer Seckin, MD. All rights reserved. This translation published under license with the original publisher Turner Publishing.

Alle Rechte, insbesondere das Recht der Vervielfältigung und Verbreitung sowie der Übersetzung, vorbehalten. Kein Teil des Werkes darf in irgendeiner Form (durch Fotokopie, Mikrofilm oder ein anderes Verfahren) ohne schriftliche Genehmigung des Verlages reproduziert oder unter Verwendung elektronischer Systeme gespeichert, verarbeitet, vervielfältigt oder verbreitet werden.

Übersetzung: Nadine Lipp
Redaktion: Birthe Vogelmann
Umschlaggestaltung: Isabella Dorsch
Umschlagabbildung: shutterstock.com/Login
Satz: Müjde Puzziferri, MP Medien, München
Druck: CPI books GmbH, Leck
Printed in Germany

ISBN Print 978-3-7474-0056-2
ISBN E-Book (PDF) 978-3-96121-383-2
ISBN E-Book (EPUB, Mobi) 978-3-96121-384-9

Weitere Informationen zum Verlag finden Sie unter
www.mvg-verlag.de
Beachten Sie auch unsere weiteren Verlage unter
www.m-vg.de

TAMER SECKIN

ENDOMETRIOSE
Mehr als nur Regelschmerzen

Die unerkannte Frauenkrankheit verstehen und behandeln

mvgverlag

Inhalt

Den Millionen Frauen weltweit, die an Endometriose leiden – auf dass Sie gesund werden und zur Ruhe kommen. Sie haben es verdient.

VORWORT

Von Padma Lakshmi

Ich habe Dr. Seckin im Jahr 2006 zum ersten Mal getroffen. Als ich seine New Yorker Praxis betrat, hatte ich eigentlich keine Hoffnung, dass er mir etwas Neues über mein Leiden erzählen könnte. Die vielen Ärzte, die ich bis dahin aufgesucht hatte, konnten mir so gut wie gar nicht helfen, also erwartete ich nicht mehr viel. Doch dann war es genau dieser Termin, diese Chance in letzter Sekunde, die mein Leben grundlegend veränderte. Dr. Seckin ist Spezialist für Endometriose. Er hat es sich zur Lebensaufgabe gemacht, Frauen zu behandeln, die an dieser Krankheit leiden. Die Gründlichkeit und Sorgfalt, mit der er sich jeder einzelnen seiner Tausenden Patientinnen annimmt, sind unvergleichlich. Nachdem ich zwei ausführliche Fragebögen ausgefüllt und mich einer gründlichen körperlichen Untersuchung unterzogen hatte, sagte er mir, dass ich an Endometriose leide und so bald wie möglich operiert werden müsse. Ich hatte keine Ahnung, was Endometriose überhaupt war, spürte aber sofort, dass diese Diagnosestellung der Weg war, der mich zurück ins Leben führen würde.

2009 gründeten Dr. Seckin und ich die Stiftung Endometriosis Foundation of America (EFA), um die Öffentlichkeit stärker für das Thema Endometriose zu sensibilisieren. Außerdem war es unser Anliegen, eine Interessensgruppe zu bilden, Spezialisten den Zugang zu Fortbildungsmaßnahmen auf dem chirurgischen Feld zu erleichtern und die Endometriose-Forschung zu unterstützen. Wir wussten, dass sowohl das fehlende Bewusstsein über die Existenz dieser Krankheit als auch Fehldiagnosen die beiden Hauptursachen dafür waren, dass so viele Frauen über einen so langen Zeitraum litten. Uns war auch klar, dass die spezialisierten Ärzte, die gegen diese

Krankheit kämpften, nicht mit den nötigen medizinischen Geräten ausgestattet waren, um schnell zu Diagnose und guter Behandlung zu finden. Kurz, es war aus vielerlei Hinsicht höchste Zeit für unsere Stiftung. Für mehr Information und Sichtbarkeit veranstaltet die EFA jährlich eine Medizinerkonferenz, bei der Spezialisten aus der ganzen Welt nach New York kommen, um sich über die neueste Forschungsarbeit, über Diagnosen und Behandlungsoptionen der Endometriose auszutauschen. Wir organisieren Medienkampagnen, die über die Krankheit informieren, und haben das erste Endometriose-Ausbildungsprogramm ins Leben gerufen. Die Einnahmen aus diesem Projekt, dem Buch, das Sie in den Händen halten, werden dazu beitragen, weitere Programme zu entwickeln.

Als ich die Diagnose Endometriose erhielt, war ich erleichtert zu wissen, dass ich nicht verrückt war und dass es eine körperliche Ursache für meine starken Schmerzen gab. Wenn Sie Endometriose haben, sollten Sie wissen, dass Sie nicht allein sind. Sie haben diese Krankheit nicht bekommen, weil Sie etwas Bestimmtes getan oder nicht getan haben. Sie hat auch nichts damit zu tun, dass Sie »schwach« sind oder sich »anstellen«, wenn es um Schmerzen geht. Sie müssen nicht »die Zähne zusammenbeißen« und »da durch«. Endometriose ist keine lebensbedrohliche Krankheit, aber sie kann das Leben enorm beeinträchtigen. Sie ist eine schreckliche Krankheit, aber im Moment tut sich einiges. Es gibt Hoffnung und es gibt Behandlungsmöglichkeiten. Endometriose muss nicht ihr unabänderliches Schicksal sein. Auf vieles im Leben haben wir keinen Einfluss, aber bei Endometriose können wir etwas tun. Wenn Sie an dieser Krankheit leiden oder denken, Sie könnten davon betroffen sein, so ist dieses Buch ein Beginn auf Ihrem Weg der Besserung.

Einleitung

Ein Brief von Dr. Seckin

All jenen Frauen, die in irgendeiner Form von Endometriose betroffen sind, möchte ich sagen, dass ich die Schmerzen kenne, mit denen Sie ringen. Sie sind extrem qualvoll, schlimmer, als man es sich vorstellen kann. Sie fühlen sich allein und hoffnungslos. Sie sind physisch und psychisch ausgelaugt, denken, Sie stehen kurz vor dem Zusammenbruch, wenn Sie ihn nicht bereits erlebt haben. Sie haben jahrelang immer wieder versucht, jemanden zu finden, irgendjemanden, der Ihnen zuhört, der versteht, was Sie durchmachen – eine Freundin, ein Familienmitglied, eine Schulkrankenschwester oder einen Arzt –, aber sie alle haben nicht hingehört. Ihr Leiden wurde entweder als »Mädchenproblem« oder »Frauensache« abgetan, als eine Krankheit oder ein Befinden, das sich auf magische Weise mit der Zeit »schon einrenkt«. Diese Annahmen sind vollkommen falsch – Sie haben es schon immer gefühlt und ich weiß es aufgrund von Fakten. Und ich weiß es auch deshalb, weil ich meinen Patientinnen zugehört habe.

Ich wende mich mit diesem Buch an die Frauen, die mehrere chirurgische Eingriffe über sich haben ergehen lassen, ohne dass die Symptome verschwunden wären: Sie verdienen eine bessere Behandlung – und es *gibt* sie. Ihr Arzt oder Ihre Ärztin lässt Ihnen wahrscheinlich die beste Behandlung zukommen, auf die er oder sie spezialisiert ist, es gibt aber bessere Optionen als die, die Sie bisher ausprobiert haben. Ihr Leiden kann beendet werden.

Ich wende mich an die Frau, die eine laparoskopische Operation braucht: Es gibt Spezialisten, die Ihnen helfen können. Sie müssen wahrscheinlich mehr Zeit und Ressourcen aufwenden, als wenn Sie eine andere Krankheit hätten, aber dieser Aufwand lohnt sich, denn Sie können wieder ein nahezu schmerzfreies Leben führen.

Dieses Buch richtet sich an die Frau mit Endometriose, die sich ein Kind wünscht. In einer Kinderwunschklinik hat sie nach Rat gesucht, ist bisher aber noch nicht schwanger geworden. Das liegt daran, dass das wahre Problem noch nicht angegangen wurde: Sie können Ihre Chance, schwanger zu werden, enorm steigern, wenn die Endometriose richtig behandelt wird. Denn sie ist es, die Ihren Traum blockiert und keine Fertilitätsbehandlung kann sie bezwingen.

Ich schreibe für die Teenagerin, die regelmäßig in der Schule fehlt und nicht an Freizeitaktivitäten teilnehmen kann, weil sie krank ist, aber nicht weiß, warum. Ja, du bist krank, sehr krank, ganz gleich, was andere dir sagen. Nur weil deine Freundinnen nicht genauso starke Regelschmerzen haben wie du, bedeutet das nicht, dass das, was du fühlst, nicht real ist. Killerkrämpfe sind nicht normal, egal was andere dazu sagen.

Ich möchte das unterstützende Familienmitglied ermutigen, das verzweifelt versucht, der geliebten weiblichen Person, die unter Endometriose leidet, zu helfen: Ich weiß, wie schwer es für Sie ist, und wie sehr Sie ihr helfen möchten. Sie fühlen sich hilflos, aber denken Sie daran, dass sie Ihre Hilfe zurzeit mehr braucht denn je. Es ist nicht leicht, aber für die leidende Frau ist es noch schwerer. Sie hat nicht übertrieben. Sie ist wirklich so krank, wie sie angibt zu sein. Zusammen können wir ihr helfen, damit es ihr eines Tages besser geht. Aber Sie müssen mitmachen und ein Teil der Lösung sein.

Ich wende mich an die zukünftigen Ärztinnen und Ärzte, deren Verantwortung es sein wird, sich um Patientinnen mit Endometriose zu kümmern: Wir müssen zusammenarbeiten, nicht einfach nur, damit diese Frauen ihren Alltag meistern können, sondern damit wir dieses Biest namens Endometriose bezwingen. Diese Frauen sollen ein normales Leben führen können, wie jeder Mensch es verdient – in Ruhe, Wohlbefinden, Glück und ohne Sorgen oder Schmerzen. Wir müssen die richtige Expertise mit viel Idealismus und Leidenschaft verbinden, um diese Krankheit zu besiegen. Jahrhundertelang hat sie Frauen geschwächt, es ist nun höchste Zeit, dass dies ein Ende hat.
Ich wende mich an die Frau, der von ihrem Arzt, ihrer Familie oder ihren Freunden gesagt wurde, sie sei »verrückt« und der Schmerz, den sie empfinde, existiere nur in ihrem Kopf und sei »keineswegs echt«: Ihre Schmerzen sind echt. Sie wissen es, ich weiß es, die etwa tausend Frauen, die ich in den letzten drei Jahrzehnten operiert habe, wissen es. Und die vielen Millionen Frauen auf der ganzen Welt, die Endometriose haben, wissen es auch. Im Moment fühlen Sie sich vielleicht isoliert und haben keine Hoffnung mehr auf Besserung oder Gesundung. Sie sind aber nicht allein und es gibt Hoffnung! Dieses Buch, in dem ich Geschichten von mutigen Frauen gesammelt habe, die einst so verzweifelt waren wie Sie, wird Ihnen helfen. Es verschafft Ihnen Wissen über die Krankheit und gibt Ihnen die Zuversicht, von nun an für sich selbst und andere leidende Frauen einzustehen. Gemeinsam erschaffen wir ein längst überfälliges allgemeines Bewusstsein für diese schreckliche Krankheit.

Alles Gute wünscht Ihnen
Ihr Dr. Tamer Seckin

DIE KRANKHEIT

1
Sie sind nicht verrückt

Als Lauren ihre erste Periode bekam, waren die Schmerzen in ihrer Beckenregion sehr stark. Sie war 13 Jahre alt. Ihre Freundinnen machten dieselben körperlichen Veränderungen durch wie alle Mädchen in diesem Alter, aber sie schienen nicht so starke Schmerzen zu haben. Lauren konnte kaum aus dem Bett aufstehen. Und wenn sie es schaffte, war es nicht sicher, dass sie bis in den nächsten Raum gehen konnte. Aber sie war eine hervorragende Schülerin und ging in der Woche, in der sie zum ersten Mal ihre Periode bekam, doch wieder in die Schule. Dort ging es ihr so schlecht, dass sie schließlich die Schulkrankenschwester um Hilfe bitten musste.

Die Krankenschwester riet Lauren, anständig zu frühstücken, dann werde ihr Leiden schon aufhören. Lauren wusste, dass das nicht der Fall sein würde. Sie erklärte der Krankenschwester, dass sie morgens nichts esse, weil ihr schlecht sei und sie ab dem Zeitpunkt, an dem sie aufwache, schlimme Schmerzen habe. Wenn sie etwas äße, müsste sie sich sofort übergeben. Lauren war klar, dass der Aufruhr in ihrem Körper nicht entstand, weil ihm Toast oder Müsli fehlten. Dennoch wurde Laurens Einwand abgewiesen.

»Sie sagte mir, ich solle auf sie hören und einfach mehr essen«, erzählte Lauren. »Und das war's.«

Ich hätte nicht erwartet, dass im Jahr 1990, als Lauren dies widerfuhr, eine sich entwickelnde Endometriose bei einem Mädchen diagnostiziert worden wäre, das bei ihrer ersten Periode solche Schmerzen hatte. In Anbetracht der Tatsache, dass die weltweit renommiertesten Gynäkologen bis in die 1980er-Jahre wenig über die Krankheit wussten, kann man der Schulkrankenschwester nicht vorhalten, noch nie von dieser Krankheit gehört zu haben.

Aber ich kann Ihnen versichern, dass sogar heute, mehr als ein Vierteljahrhundert nachdem Lauren geraten wurde, »mehr zu essen«, nur sehr wenige Menschen bei starken Menstruationsbeschwerden an die Entstehung einer Endometriose denken. Kaum jemand würde nach anderen Symptomen der Krankheit suchen, die sich womöglich bereits zeigen. Und viele Frauen wissen immer noch nicht, was Endometriose ist. Männern ist sie quasi gänzlich unbekannt, genau wie alles, was im Körper einer Frau vor sich geht. Ob Sie es glauben oder nicht, sogar einige Mediziner sind mit dieser schrecklichen Krankheit nicht vertraut oder wissen nicht, wie sie richtig behandelt wird. Dass die Wissenslücke rund um das Thema Endometriose so viele Jahre später noch so groß ist, ist erstaunlich, aber wahr.

Als Laurens Kranksein, obwohl sie mehr aß, nicht verging und immer mehr Symptome hinzukamen, einschließlich starker Schmerzen in den Knochen und Beinmuskeln, brachte ihre Mutter sie zum Kinderarzt. Und als ob die Empfehlung der Schulkrankenschwester nicht bereits lächerlich genug gewesen wäre …

»Der Kinderarzt sagte mir, ich müsse mehr spielen«, berichtete Lauren. Ja, mehr spielen. Stellen Sie sich vor, Sie sind ein verletzliches Kind mit unglaublichen Schmerzen, die von der Bauch- und Beckenregion hinunter in die Beine ausstrahlen, und Ihr Arzt sagt Ihnen so etwas. »Ich konnte es kaum glauben«, fuhr Lauren fort. »Ich war ein sehr aktives Mädchen. Ich schwamm und fuhr ständig Fahrrad. Meine Mutter musste mich jeden Abend suchen kommen, weil ich so viel draußen unterwegs war. Und ich sollte mehr spielen?«

Wie wunderbar wäre das Leben, wenn zusätzliches Essen und Spielen all unsere Leiden heilen könnten.

Als Lauren älter wurde, verstärkten sich die Schmerzen. Zurückblickend ist klar, dass sich die Endometriose manifestiert hatte, aber weder Lauren noch jemand sonst wusste, dass das die Ursache für ihr Leid war. Und traurigerweise nahm das wenige Mitgefühl, das sie erfahren hatte, immer mehr ab. Die letzten Schuljahre und das Studium hielt sie durch, indem sie an den Tagen, an denen sie ihre Periode hatte, nicht zum Unterricht ging oder sich mit Schmerzmitteln vollstopfte. Als sie aber nach der Schule ihre erste Arbeitsstelle antrat und jeden Monat, wenn sie ihre Periode hatte, anrief, um sich krankzumelden, ging das mit ihrer Chefin nicht lange gut. »Sie bemerkte, dass ich mich jeden Monat zur gleichen Zeit krankmeldete. Sie sagte: ›Kommen Sie wegen Ihrer Menstruation nicht in die Arbeit? Sie können deswegen nicht fehlen. Wir haben das doch alle!‹ Dabei hatte sie keine Ahnung, was für Schmerzen ich aushalten musste.«

Als nach und nach Darmprobleme, Nieren- und Blasenentzündungen hinzukamen, ebenso wie starke Schmerzen, die ihr durch die Wirbelsäule schossen, ging Lauren zu einem Arzt. Der führte einige Untersuchungen durch und tat anschließend, was viele Ärzte tun, die wenig oder nichts über Endometriose wissen: Er stellte die Fehldiagnose Reizdarmsyndrom. Er riet ihr, bestimmte Lebensmittel wegzulassen, verschrieb Antibiotika und sagte ihr, sie solle wegen der Nieren- und Blasenprobleme »mehr Wasser trinken«. Aber keiner der Ratschläge oder Medikamente wirkte, denn sie hatte kein Reizdarmsyndrom. Es war wie bei jemandem, der ein gebrochenes Bein hat und dem man den Arm eingipst.

Lauren ging zu einem anderen Arzt, um sich eine zweite Meinung einzuholen (eigentlich eine vierte Meinung, wenn man jene der Schulkrankenschwester und des Kinderarztes mitzählt). Trotz der hanebüchenen Diagnosen und falschen Medikamente, die sie im Laufe der Jahre bereits bekommen hatte, gelangte dieser Arzt auf der Skala des Diagnosewahnsinns ganz nach oben, denn er stellte Laurens geistige Gesundheit infrage.

»Er konnte nichts finden, was mit mir nicht stimmen konnte, und sagte, er glaube nicht, dass die Schmerzen real seien«, erzählte Lauren. So war's. Seine professionelle Diagnose war, dass der Schmerz, der sich in der unteren Körperhälfte festgesetzt hatte, und der Laurens Leben seit Jahren zur Hölle machte, eigentlich weiter oben angesiedelt sei: im Kopf. Ihr zu sagen, dass sie sich mehr bewegen solle, wäre besser gewesen. Wenigstens hatte der Arzt, der ihr »mehr spielen« verordnete, erkannt, dass der Schmerz real war.

Lauren hatte sich noch nie so allein gefühlt wie nach dieser Diagnose. »Das ist der Moment, in dem man beginnt, die eigene Wahrnehmung anzuzweifeln. Man fängt an, sich zu fragen, ob das alles tatsächlich nicht real sei, ob man nicht verrückt geworden sei«, schilderte sie. »Entweder sie sagten mir, dass die Schmerzen, die ich fühlte, nicht existieren würden, oder sie gaben mir Medikamente und Ratschläge, die nicht halfen. Es war komplett sinnlos.«

Von ihrem 18. bis etwa zu ihrem 30. Lebensjahr nahm Lauren die Antibabypille, um zu verhüten. In dieser Zeit ließen die Schmerzen ein wenig nach (die Pille ist dafür bekannt, jenen, die unter Endometriose leiden, ein wenig Abhilfe zu verschaffen, worauf ich später noch eingehen werde). Aber sie waren trotzdem da und bestimmten ihr Leben. Als sie und ihr Mann eine Familie gründen wollten, setzte sie die Pille ab – und die Schmerzen verstärkten sich zu einem ihr bis dahin nicht bekannten Level. Vom Tagesbeginn an waren die einfachsten Tätigkeiten – aufstehen, duschen, ins Auto steigen – für sie fast unmöglich zu bewerkstelligen. Bei der Arbeit gab sie alles, zeigte sich rege und ausdauernd. Als sie aber abends nach Hause kam, ging kaum noch etwas – mit ihrem Mann intim zu werden, stand völlig außer Frage. Starke Kopfschmerzen kamen mit der Zeit auch noch dazu. Es war zu viel, sie konnte es nicht mehr ertragen.

Sie gab in einem Suchportal im Internet ihre Symptome ein und gelangte zu einer Schlussfolgerung, die kein Arzt in Betracht gezogen hatte.

»Ich ging zu meiner Frauenärztin und sagte ihr: ›Ich denke, ich habe Endometriose‹«, erzählte Lauren. »Meine Mutter hatte diese Krankheit und ich war nach dem, was ich gelesen hatte, fest davon überzeugt, dass ich auch betroffen war.« Lauren war sechs Jahre alt, als bei ihrer Mutter eine Endometriose diagnostiziert wurde. »Ich erinnere mich, dass meine Mutter immer große Schmerzen hatte und sehr traurig war, vor allem in der Zeit ihrer Periode«, sagte Lauren. »Wegen ihr wusste ich ja eigentlich, dass es Endometriose gab.«

Aber aus verschiedenen Gründen kam es Lauren nicht früher in den Sinn, dass sie selbst auch Endometriose haben könnte. Erstens dachten weder sie noch ihre Mutter, dass die Krankheit vererbt werden könne. Und zweitens haben viele Menschen inklusive verschiedener vertrauenswürdiger Ärzte versucht, sie davon zu überzeugen, dass es etwas anderes oder überhaupt nichts sei.

Und nun verwarf die Gynäkologin die Diagnose, die sich Lauren selbst gestellt hatte, obwohl sie auf Recherche und Erfahrung am eigenen Körper basierte.

»Sie sagte, es könne keinesfalls Endometriose sein«, berichtet Lauren. »Sie sagte, das sei eine solch schreckliche Erkrankung und ich würde nicht genügend der klassischen Symptome aufweisen, also gab sie mir einfach nur noch mehr Schmerzmittel. Aber alles, was ich über diese Krankheit gelesen hatte, sagte mir, dass ich darunter litt. Wie viel schlimmer konnte es denn noch werden?«

Viel schlimmer, wie Lauren eines Nachts feststellen sollte. Es war kurz nachdem sie mit ihrer Selbstdiagnose zu der Frauenärztin gegangen war. Sie und ihr Mann Tom gaben eine kleine Party für Freunde, die ein Baby bekommen hatten. Laurens Regel hatte an jenem Morgen eingesetzt und wie erwartet fühlte sie sich nicht gut.

Sie wollte den Abend aber nicht absagen, sie war es satt, dass ihre Periode ihr vorschrieb, wie sie zu leben hatte. Kurz nachdem ihre Freunde angekommen waren, fragte die Mutter des Babys, ob Lauren es nicht mal halten wollte.

»Ich nahm das Baby auf den Arm und spürte sofort einen scharfen, stechenden Schmerz in meinem Unterleib«, erzählte Lauren. »Es hätte so ein schöner Moment sein können, aber stattdessen musste ich meiner Freundin das Baby zurückgeben, mich entschuldigen und den Raum verlassen. Ich rannte zum Badezimmer, schloss die Tür und brach unter höllischen Qualen zusammen. Als ich nach mehreren Minuten nicht zurückkehrte, kam mein Mann, um nach mir zu sehen. Er fand mich in Embryonalstellung vor, unfähig, mich zu bewegen. ›Kannst du sie bitten, zu gehen?‹, presste ich hervor.«

Lauren machte einen neuen Termin bei ihrer Frauenärztin aus und berichtete ihr, was vorgefallen war. Nun würde die Ärztin die Möglichkeit einer Endometriose nicht mehr bestreiten können, oder?

Doch, genau das tat sie. Lauren hatte immer noch nicht genug der »passenden Symptome«, resümierte die Ärztin und schickte sie zu einem Kinderwunschspezialisten.

»Es war, als ob mein Leiden jenseits ihrer Erfahrungen lag und sie mich einfach loswerden wollte«, sagte Lauren. »Ja, ich versuchte, schwanger zu werden, und es passierte nicht, aber mein größeres Problem war, überhaupt jeden einzelnen Tag zu überstehen. Ich brauchte keine Fruchtbarkeitsberatung.«

Lassen Sie uns für einen Moment innehalten und uns Laurens Leidensgeschichte, die sich über etwa 20 Jahre hinzog, genauer vergegenwärtigen. Als sie 13 Jahre alt war, merkte sie, dass etwas mit ihrem Körper nicht stimmte und dass das keine Lappalie sein konnte. Sie suchte immer wieder Hilfe bei Spezialisten und dennoch blieb ihr die richtige Behandlung verwehrt. Im Laufe der Jahre entwickelte sie beinahe jedes mögliche Endometriose-Symptom: schmerzhafte Regelblutung, Killerkrämpfe, Nieren- und Blasenprobleme, Schmerzen in Unterleib, Beinen und Wirbelsäule, Müdigkeit, Unfruchtbarkeit. Sie hatte auch eine genetische Vorbelastung: Ihre Mutter litt ebenfalls unter der Krankheit. Dennoch stellten verschiedene Ärzte bei Lauren mehrfach eine falsche Diagnose und verschrieben ihr ungeeignete Medikamente. Ein Arzt besaß sogar die Dreistigkeit, ihr zu suggerieren, die Schmerzen seien nicht echt, sondern nur ein Produkt ihrer Einbildung.

Macht Sie diese Geschichte genauso wütend wie mich? Kommt Ihnen Laurens Not bekannt vor? Haben Sie selbst einen solchen Frust erlebt oder kennen Sie eine Frau, die eine Enttäuschung nach der nächsten einstecken musste? Zwei Jahrzehnte vergingen – also eine Generation – und Lauren hatte immer noch keine richtige Diagnose oder Behandlung erhalten, nicht einmal nachdem sie selbst einer Gynäkologin gesagt hatte: »Ich denke, ich habe Endometriose.« Leider werden sehr viele Frauen, die an dieser Krankheit leiden, mit solchen ignoranten Reaktionen konfrontiert. Und wegen dieser Ignoranz war Laurens Pein nach so vielen Jahren immer noch nicht zu Ende.

Nachdem Lauren mehr über Endometriose gelesen hatte, entschied sie sich, zu einer Spezialistin zu gehen – und diese Ärztin hörte ihr zu! Nun gut, wenigstens ein bisschen. Aus Laurens Schilderungen folgerte sie, dass es sich um Endometriose handeln könnte, was schon mal der richtige Weg war. Sie schlug aber vor, dass ihre Patientin wieder die Pille nehmen solle, um zu beobachten, ob die Schmerzen dadurch nachlassen würden. Die Pille mochte früher, als Lauren sie zu Verhütungszwecken einnahm, zwar ihre Schmerzen ein wenig gedrosselt haben (nachdem sie die Pille abgesetzt hatte, da sie schwanger werden wollte, wurden die Schmerzen schlimmer), aber sie hatte nicht so gut geholfen, dass Lauren sie unbedingt wieder einnehmen wollte. Sie wollte eine Operation und nichts anderes. Sie hatte bereits mehr Schmerzen ausgehalten als die meisten Menschen in einem ganzen Leben und sie hatte genug über die Krankheit recherchiert, um zu wissen, dass eine Operation im Grunde ihre letzte Hoffnung war.

Die Spezialistin schickte Lauren zu ihrer Partnerin, die mehr Erfahrung mit Endometriose-Operationen hatte. Erst acht Monate später bekam sie dort einen Termin; schließlich fand die OP im Januar 2012 statt. Lauren war vor dem Eingriff sehr aufgeregt, weil sie dachte, ihr Lebensalbtraum wäre nun bald vorbei. Nach der OP fühlte sie sich aber noch schlechter. »Es war schrecklich«, sagte sie. »Der Schmerz war unerträglich. Ich konnte mir nicht erklären, wie das sein konnte.«

Die Zunahme des Schmerzes erklärt sich dadurch, dass der Arzt die Endometrioseherde durch laparoskopische Laserchirurgie verbrannt hatte, was aber keine effiziente Methode ist. Bei diesem Eingriff wird eine hitzeproduzierende Energiequelle wie ein Laser verwendet, um die Endometrioseherde, die der Chirurg sehen kann, »zu verbrennen«. (Das ist etwas anderes, als den Laser zu benutzen, um die Läsionen herauszuschneiden, was ich im Detail im Kapitel zur Laserchirurgie erklären werde.) Wenn ich in diesem Buch allgemein von Laserchirurgie spreche, beziehe ich mich auf diese Methode des »Verbrennens«, die von den meisten Chirurgen praktiziert wird, die Endometriose mit einem Laser behandeln. Das ist aber keine langfristige Lösung und sie ist in der Regel nicht einmal eine kurzzeitige, denn Ärzte verbrennen dabei nur die Oberfläche des befallenen Gewebes. Sie kommen nicht bis an die Wurzel. Bildlich gesprochen ist es, wie die Blüte eines Löwenzahns abzurupfen, ohne die Wurzel herauszuziehen, und dann zu erwarten, dass die Blüte nie wiederkommt. Es mag zwar aussehen, als sei sie weg, aber sie ist immer noch da und wird, solange die Wurzel nicht vollständig aus der Erde entfernt wurde, weiterhin wachsen und wuchern. Zudem hinterlässt Laserchirurgie ein Narbengewebe, das die Schmerzen der Patientin verstärkt. Da die Endometriose nicht komplett extrahiert wird, ist die Laserchirurgie sogar schlimmer als gar kein chirurgischer Eingriff. Das alles wusste Lauren aber zum Zeitpunkt ihrer ersten Operation nicht. Ihr Arzt auch nicht. Und Lauren hatte das Nachsehen.

»Nach der OP fiel mir zwar das Gehen nur einen Monat lang schwer, aber ich konnte kaum sitzen. Und dabei musste ich täglich eine Stunde lang Auto fahren, um zur Arbeit zu kommen. Wenn ich im Büro ankam, weinte ich immer. Kaum zu glauben, dass ich keinen Autounfall gebaut habe bei den großen Schmerzen, die ich hatte«, erzählte sie. »Ich versuchte mich so gut ich konnte von den Schmerzen abzulenken, aber es war unmöglich. Wenn ich von der Arbeit nach Hause kam, war ich immer völlig kaputt. Die Nächte lag ich wach, weil ich vor Schmerzen nicht einschlafen konnte. Es war ein Albtraum.«

Vor der OP hatte sie sich beim Gehen gequält. Nun konnte sie nicht einmal mehr schmerzfrei sitzen. Sie wusste nicht, an wen sie sich wenden sollte, also rief sie den Arzt an, der sie operiert hatte. Er verschrieb ihr Schmerzmittel, die aber viel zu schwach für ihre starken Schmerzen waren. »Ungefähr zu dieser Zeit wurde ich befördert, aber statt mich darüber zu freuen, fragte ich mich, wie ich diesen Job überhaupt weiter ausüben könnte«, berichtete Lauren. »Ich war psychisch in einer sehr schlechten Verfassung. Ich hatte das Gefühl, alles getan zu haben, was ich tun konnte, aber es wurde einfach immer schlimmer.«

Lauren gab aber nicht auf. Sie las und recherchierte weiter und erfuhr, dass es noch eine Operationsform der laparoskopischen Chirurgie gab. Bei dieser Art des Eingriffs werden alle Endometrioseherde bis auf ihre Wurzel herausgeschnitten (sowie das dicke, sie umgebende Narbengewebe) und dafür müssen nur einige kleine Bauchschnitte vorgenommen werden. Es kommen sehr dünne Instrumente zum Einsatz, einschließlich sogenannter »cold scissors« (eine Fünf-Millimeter-Schere ohne Strom) und eines Laparoskops (ein Instrument mit einer Lichtquelle, einer teleskopischen Linse und einer Minivideokamera). Dies ist die Methode, die ich seit über 20 Jahren anwende und die ich für den »Goldstandard« der Endometriose-Operation halte. Wie ich bereits weiter oben erwähnt habe, kann das erkrankte Gewebe auch mit einer Lasermethode entfernt werden, aber der Einsatz der »cold scissors« führt zu besseren Ergebnissen. Leider gibt es weltweit nur eine Handvoll Ärzte, die das Können oder Wissen haben, diese Operation durchzuführen. Dieser Umstand erklärt auch, warum nur so wenige Menschen davon wissen, sowohl unter den Fachleuten im Gesundheitswesen als auch unter den Patientinnen.

Lauren erzählte: »Als ich meinem Arzt, der den Lasereingriff durchgeführt hatte, sagte, dass es eine Methode gebe, die das erkrankte Gewebe komplett entferne, antwortete er: ›Wenn Sie das machen wollen, müssen Sie woanders hin, ich mache das nicht.‹« Aber er wusste nicht einmal, wo er sie hinschicken sollte, es war ein purer Zufall, dass sie, während sie sich eine Kochsendung im Fernsehen ansah, auf mich stieß.

»Ich guckte eines Abends *Top Chef*. Ich hatte noch nie von Padma Lakshmi gehört, die der Gast der Sendung war«, erzählte Lauren. »Ich wurde neugierig und suchte im Internet nach weiteren Informationen über sie. So erfuhr ich, dass sie Endometriose gehabt hatte. Sie erwähnte Dr. Seckin und was er für sie getan hatte. Seine Methode, sämtliche Endometrioseherde zu entfernen, war genau das, wonach ich suchte. Ich hatte ein Aha-Erlebnis.«

Lauren lebte in New Jersey, etwa eine Stunde von meiner Praxis in Manhattan entfernt. Sie rief mich an und wir trafen uns etwa zwei Wochen später. Als sie kam, besprachen wir alles, was sie durchgemacht hatte, seit sie ein Teenager war. Sie hatte keine andere Frau persönlich kennengelernt, die etwas Ähnliches durchgemacht hatte wie sie; die Schmerzen ihrer Mutter, die auch an Endometriose erkrankt war, waren nicht einmal annähernd so schlimm gewesen wie ihre. Ich hingegen kannte einige Tausend Frauen wie sie, Frauen, die ich erfolgreich behandelt hatte. Nach einer langen, ehrlichen Besprechung, während der wir unser gegenseitiges Vertrauen gewannen, führte ich eine gründliche körperliche Untersuchung durch, einschließlich einer rektalen Untersuchung, bei der ich die Endometrioseherde in ihr fühlen konnte. Ich hatte keinerlei Zweifel daran, dass jedes Symptom, das sie hatte – Rücken-, Bein- und Flankenschmerzen, Nierenentzündungen, Migräne, Schwierigkeiten beim Sitzen und Stehen und so weiter –, durch die Endometriose verursacht war.

»Ich hatte das Gefühl, dass mich Dr. Seckin verstand und von Anfang an für voll nahm«, sagte Lauren. »Ich konnte kaum glauben, dass er mir bereits nach einer Konsultation sagen konnte, was mit mir los war, und dass er wusste, wie krank ich war. Bis dahin hatte ich ja bei einigen Ärzten die Erfahrung gemacht, dass sie mir absprachen, überhaupt Schmerzen zu haben.«

Ich lud auch Laurens Mann Tom in meine Praxis ein, um ihm zu erklären, was mit seiner Frau los war. Kein Mann wird jemals die körperlichen Schmerzen, die die Endometriose verursacht, erfahren, aber wenn seine Partnerin davon betroffen ist, ist auch er emotional belastet. Meist bringen Frauen, die in einer Partnerschaft leben, ihren Freund oder Ehemann zur Unterstützung in meine Praxis mit, was ich befürworte. Denn seitdem das Paar zusammen ist, leidet der Mann emotional mit ihr mit, und sie kommen zu mir als ein Team, das die Qualen endlich loswerden möchte. Die Krankheit schränkt ihre sexuelle Aktivität ein. Sie kann sie davon abhalten, Kinder zu bekommen. Sie kann sie finanziell belasten, denn es kommt vor, dass die Frau aufgrund der Erkrankung nicht arbeiten kann. Sie kann ihr Sozialleben ruinieren. All diese Hindernisse können ihrer Ehe oder Partnerschaft Risse zufügen, die schwer zu kitten sind.

»Als Partner fühlte ich mich hilflos«, sagte Tom. »Ich wollte ihr helfen, aber ich konnte nichts tun. Ich konnte nur ihre Hand halten und ihr vorschlagen, sie ins Krankenhaus zu fahren. Das war hart.«

»Es war für meinen Mann schwer, das durchzustehen. Ich war lange Zeit sehr launisch und reizbar«, sagte Lauren. »Dr. Seckin zu treffen stellte ihn auch auf eine Probe. Zu hören, wie krank ich war und dass er als mein Partner mir nicht helfen konnte, war schlimm. Aber er gab mich nie auf. Alles, worum es ihm ging, war, dass ich glücklich und gesund werden würde.«

Wir legten den 2. November 2012 als Datum für Laurens OP fest. Nur eine Naturkatastrophe hätte sie von diesem Termin fernhalten können. Und, wie sich herausstellte, konnte nicht einmal diese sie stoppen. Weniger als eine Woche vor der Operation zog der Hurrikan Sandy über die Ostküste. »Wir hatten eine Woche lang keinen Strom«, erzählte Lauren. »Ich konnte nicht telefonieren. Ich konnte die Praxis nicht erreichen. Ich dachte, ich drehe durch! Schließlich kontaktierte mich die Praxis einen Tag vor der OP und man sagte mir, wenn ich es bis Manhattan schaffen würde, werde die OP wie geplant stattfinden. Ich erwiderte, dass ich, wenn es sein müsste, bis zu ihnen kriechen würde!«

Lauren schaffte es in die Praxis (ohne kriechen zu müssen). Die OP dauerte fast sechs Stunden. Sie hatte überall Endometrioseherde. Wirklich überall. Die Operation war schwierig, ich musste ihre Gebärmutter kippen, die Blase herausheben, die Eierstöcke wiederherstellen, die Gebärmutter wieder an ihren Platz setzen und mich durch das dicke Narbengewebe, das sich infolge der Laseroperation gebildet hatte, durchkämpfen. Es war einer der schlimmsten Endometriosefälle, die ich seit Langem gesehen hatte. Als ich fertig war, war ich aber sicher, alle Herde entfernt zu haben.

»Als ich wach wurde, hielt Tom meine Hand«, erzählte Lauren. »Ich fühlte mich sofort besser. Am nächsten Tag konnte ich mich schmerzfrei im Bett aufsetzen und aus dem Fenster schauen. Es war Jahre her, dass ich so etwas hatte tun können. Es fühlte sich an wie der erste Tag eines neuen Lebens.«

Aber Lauren musste noch etwas Schmerzhaftes wegstecken – ein letzter unerwarteter Hieb der Endometriose, bevor sie ein wirklich neues Leben beginnen konnte.

»Es war immer mein Traum, Bundespolizeibeamte beim US Postal Inspection Service zu werden, einer der besten Adressen für diesen Beruf«, erzählte sie. »Es war sehr schwierig reinzukommen, aber ich schaffte die Erstprüfung, den Lügendetektor-Test und die Hintergrundüberprüfung. Das Einzige, das mir noch bevorstand, war ein viermonatiges Trainigscamp. Und dann wurde ich, gerade mal zwei Wochen nach der OP, zum Camp gerufen. Da ich mich noch erholen musste, konnte ich nicht hin.«

Leider geben sie einem nur diese eine Chance.

»Ich trauere dem schon immer noch ein wenig nach, denn es war schwer, mich von etwas zu verabschieden, das ich im Leben unbedingt hatte erreichen wollen«, sagte Lauren. »Ich habe in den letzten elf Jahren als Grundstücksverwalterin gearbeitet und ich mag meinen Job. Aber zu wissen, dass ich meinen Traum nie werde realisieren können, ist hart. Und dass es nicht daran lag, dass ich nicht genug gelernt hätte, sondern dass mein Körper mich einfach im Stich ließ.«

Lauren und ihr Mann hatten auch mal den Wunsch, Kinder zu bekommen, und ich denke, es hätte nach der OP mithilfe der Reproduktionsmedizin geklappt, aber Lauren wollte ihren Körper dieser Prozedur nicht unterziehen. Und wer könnte es ihr verdenken, nach den 25 höllischen Jahren, die sie durchgemacht hatte?

Dennoch ist Lauren heute einer der glücklichsten Menschen, die ich kenne. Sie engagiert sich in Endometriose-Selbsthilfegruppen, sie geht auf in einem Job, den sie mag, und sie sagt, sie sei zu »95 Prozent« schmerzfrei. Die Beziehung zu ihrem Mann ist stärker denn je – und sie ist seit ihrem 15. Lebensjahr mit ihm liiert, als sie schon seit zwei Jahren die ersten Endometriose-Symptome entwickelt hatte.

»Das Leben ist großartig«, sagt sie voller Überzeugung. »Die Lebensqualität, die mir heute tagtäglich zuteil wird, erscheint mir fast unwirklich. An die Schmerzen denke ich überhaupt nicht mehr. Ich kann mit dem Auto zur Arbeit fahren, ich kann zu Fuß gehen, ich muss keine Familienfeiern mehr absagen. Tom und ich versuchen einfach, jeden Tag zu lachen und unsere gemeinsame Zeit zu genießen. Was könnte ich mehr verlangen? Ich war so verzweifelt und hoffnungslos und nun möchte ich dazu beitragen, dass andere Frauen erfahren, dass es Ärzte gibt, die ihnen helfen können.«

Glücklicherweise habe ich solche Patientinnen wie Lauren, die den Mut haben, ihre persönlichen Krankengeschichten mit der Öffentlichkeit zu teilen. Ihre Erfahrungen mögen Ihnen Kraft geben, Sie sollen wissen, dass es, auch wenn Sie oder eine Frau in Ihrem Umfeld von dieser Krankheit betroffen sind, Grund für Optimismus gibt. Ich habe Laurens Geschichte in diesem Buch an die erste Stelle gesetzt, da sie für die vielen Lehrbuchfälle steht, denen ich begegnet bin. Sie umfasst praktisch alles, was eine Frau mit Endometriose durchmachen könnte: körperliche Schmerzen ab einem sehr frühen Alter; viele verschiedene Symptome; mehrfache Fehldiagnosen; einen Mangel an Verständnis, Wissen und Erfahrung der Ärzte, von denen sie glaubte, sie könnten ihr helfen; ein Arzt, der ihr sagte, der Schmerz sei nicht echt; ein jahrelanger innerer Aufruhr, verursacht dadurch, dass sie nicht wusste, was mit ihr los war; eine Laseroperation, die nichts gebracht hat, nach der sie sich sogar schlechter fühlte; ein Karriereweg, der sich für immer schloss – und schließlich die ultimative Lösung, eine laparoskopische Operation mit »cold scissors«, die sie von ihrem Leid befreite.

Laurens Mut und ihre Entschlossenheit, gegen die Endometriose anzukämpfen und sie zu überwinden, sind typisch für alle Frauen, die ich behandle. Ihnen allen ist gemeinsam, dass sie anfangs nichts oder nur sehr wenig über die Krankheit wissen und darüber, wie sie behandelt werden sollte. Diese Frauen haben auch allesamt mehrere Ärzte konsultiert, die ebenfalls nicht viel über die Krankheit und ihre erfolgreiche Behandlung wussten. Das Ignorieren eines körperlichen Zustands, der im Laufe der Menschheitsgeschichte Millionen von Frauen geschwächt hat, muss ein Ende haben.

Die Frauen, die an dieser heimtückischen Krankheit leiden, wollen, dass man besser mit ihnen umgeht und ihnen eine bessere Behandlung zukommen lässt. Sie verdienen etwas Besseres. Es ist an der Zeit, ihnen – und Ihnen, liebe Leserin – zu helfen, diese Krankheit zu besiegen.

2
Der am wenigsten begangene Weg

Zwei Wege trennten sich im Wald, und ich –
ich nahm den Weg, der kaum begangen war,
das hat den ganzen Unterschied gemacht.

Die letzten Zeilen aus Robert Frosts Gedicht »Der nicht genommene Weg«[1] haben mir immer zugesprochen. Es gibt zwei Wege: Einer führt zu bewährten Studien und Behandlungen gut erforschter Krankheiten, der andere ist ein tückischer, unerforschter Weg. Er führt zu Erkrankungen des menschlichen Körpers, die weitgehend unbekannte Behandlungen erfordern. Zu diesen Krankheiten gehört auch die Endometriose. Im Bereich der heutigen Gynäkologie gibt es keine allein auf diese Krankheit spezialisierte Ausbildung. Früh in meiner gynäkologischen Laufbahn erkannte ich, dass der Endometriose deutlich mehr Aufmerksamkeit gewidmet werden müsste. Diese Feststellung hat mich dazu gebracht, das zu tun, was ich heute tue. Man sagt, dass ich auf diesem Gebiet ein Experte bin, dass ich ein Level des Wissens und Könnens erreicht habe, das nur wenige Ärzte erreichen. Ich nehme dieses Lob ohne jegliche narzisstische Anwandlung an. Es ist reine Statistik – und diese möchte ich ändern. Es muss sich einfach etwas tun. Dieses Gebiet der Gynäkologie sollte nicht nur einigen Wenigen überlassen werden. Stellen Sie sich vor, nur eine Handvoll Ärzte wüsste, wie Herzkrankheiten, Krebs oder Diabetes behandeln werden können. Wir brauchen mehr Ärzte, die das Wissen, die Entschlossenheit und die Hingabe haben, den Millionen von Frauen, die von Endometriose betroffen sind, zu helfen – angefangen bei den heute leidenden Frauen bis zu den Mädchen, die gerade geboren werden, und die in etwas mehr als einem Jahrzehnt die typischen Symptome aufzeigen werden.

Bevor ich erkläre, was Endometriose ist und was damit einhergeht (Symptome, Fehldiagnosen, Behandlungen usw.), möchte ich mich Ihnen erstmal vorstellen, damit ich Ihr Vertrauen gewinne. So handhabe ich es auch mit all meinen Patientinnen und jeder Arzt in jedem Bereich der Medizin sollte es tun. Auf einer Vertrauensbasis wird es Ihnen leichter fallen, mit anderen Leidensgenossinnen auf der Suche nach einer adäquaten Behandlung zu sprechen oder eine Frau in Ihrem Umfeld zu unterstützen, die nach Informationen über Endometriose sucht.

Ich bin in der Türkei aufgewachsen und habe eine sehr fortschrittliche Internatsschule für Jungen besucht. Sie war in Tarsus (dem Geburtsort des Apostels Paulus) von amerikanischen Missionaren gegründet worden. Als ich mit elf Jahren nach Tarsus ging, gab mein Vater mir auf, die Autobiografie von Albert Schweitzer zu lesen. Schweitzer war Musiker und Missionsarzt, und er wurde zu meinem größten Vorbild, insbesondere wegen seines riesigen Engagements gegenüber seinen Patienten. Im Dezember 1967, ich war seit zwei Jahren auf dem Internat, fand in Kapstadt die erste Herztransplantation an einem Menschen statt. Ich habe mehrere Berichte über diese enorme Leistung von Dr. Christiaan Barnard gelesen. Ich war besessen von der übermenschlichen Agilität, Präzision und Geschwindigkeit, die Barnards Hände gehabt haben mussten, um etwas zu erreichen, das zu jenem Zeitpunkt unmöglich schien. Ich wusste, dass seine von Natur aus geschickten Hände die Operation nicht aufgrund von Magie, sondern wegen harter Arbeit, großen Engagements und technischer Verbesserungen geschafft hatten.

1972 begann ich ein Medizinstudium in Ankara und wusste sofort, dass ich in den Bereich der Chirurgie wollte. Ich hatte schon immer ein Interesse am Visuellen gehabt und war sehr neugierig. Meine erste Erfahrung mit der Laparoskopie (Bauchspiegelung) zur

Visualisierung des Beckeninneren einer Frau machte ich als Assistenzarzt der medizinischen Fakultät. Im selben Jahr benutzte ich als einer der ersten Ärzte in der Türkei ein Fetoskop, eine dünnere Version eines Laparoskops. Dieser Versuch, einen Fötus in der Fruchtblase zu sehen, bewegte mich zutiefst.

1980 kam ich in die Vereinigten Staaten und wurde fünf Jahre lang in Buffalo, New York, ausgebildet, bevor ich nach New York City zog, um für andere Ärzte zu arbeiten. Ich wurde oft gefragt, warum ich mich für New York entschieden hätte, da diese Stadt wegen der großen Bevölkerungszahl und der harten Konkurrenz in fast allen Bereichen zu den herausforderndsten Orten der Welt gehört. Aber genau das war der Grund: die Herausforderung. Ich hatte das Privileg, die Arbeit von Dr. Camran Nezhat zu verfolgen und an der Seite von Dr. Harry Reich, einem Pionier in der Erkennung und Behandlung der Endometriose, zu arbeiten. Beide wurden meine Mentoren und gute Freunde. Dr. Reich entdeckte zusammen mit anderen, dass die Erkrankung mithilfe der minimalinvasiven Laparoskopie-Operation besser diagnostiziert und behandelt werden kann als über die viel invasivere Laparotomie-Operation, bei der ein großer Bauchschnitt vorgenommen wird. Vor Kurzem ging er als einer der führenden Laparoskopie-Chirurgen der Welt in den Ruhestand. Ich eröffnete meine Arztpraxis im Jahr 1987. Es war nicht mein ursprüngliches Ziel gewesen, eine eigene Praxis zu haben, aber nachdem ich jahrelang so vielen Frauen begegnet war, die unter Schmerzen im Beckenbereich litten und oft keine Erleichterung fanden, bekam ich das Gefühl, ich müsste ihnen helfen.

Während meiner Ausbildung und langjährigen Tätigkeit für andere Ärzte, bevor ich auf Dr. Reich traf, glaubte ein Teil von mir, dass die Gynäkologie die Patientinnen in Bezug auf das Thema Beckenschmerzen in die Irre führte. Die Irreführung war nicht beabsichtigt; sie geschah aufgrund weitergegebener und vorgefasster Verfahrensmuster im Bereich der Gynäkologie. Frauen schleppten sich in katastrophalen physischen und psychischen Zuständen in die gynäkologischen Praxen. Sie hatten oft keine Ahnung, was mit ihren Körpern los war, und suchten nach irgendeinem Hoffnungsschimmer. Aber sie verließen die Praxis ohne jegliche Hoffnung. Niemand konnte ihnen helfen. Oft wurden die Frauen sogar selbst für ihre Probleme verantwortlich gemacht, und da ein »Experte« zu ihnen sprach, schenkten diese Patientinnen ihren Ärzten Glauben oder aber sie sprachen anschließend nicht mehr offen mit ihnen.

Während meiner Fachausbildung in Buffalo galt eine Unterleibsentzündung als Ursache für praktisch alle Schmerzen im Beckenbereich. Eine Unterleibsentzündung wird durch eine bakterielle Infektion der Fortpflanzungsorgane verursacht, die häufig sexuell übertragen wird. Wir untersuchten die Frauen auf Gonorrhoe, Chlamydien oder Herpes. Wenn die Tests negativ ausfielen, sagten wir einfach: »Es tut uns leid, aber wir konnten nichts finden.« Als zugelassene Ärzte beurteilten wir Frauen anhand ihrer sexuellen Gesundheit. Wir unterstellten, dass ihre Beschwerden in Beziehung zu ihrem Sexualverhalten stünden. Aufgrund unserer eigenen Blindheit hinsichtlich der Ursache ihrer Schmerzen nahmen wir an, dass sie ihre sexuelle Aktivität vor uns verbargen, dass sie uns nicht die Wahrheit sagten. Diese Vorgehensweise hat mich sehr gestört.

Damals wusste man nicht viel über Endometriose. Das Verstehen einer jeden Krankheit hat irgendwo ihren Anfang, und wir hatten diese zu jenem Zeitpunkt kaum beleuchtet. Im Grunde kam es erst in den späten 1980er-Jahren zu einer genaueren Definition und Diagnose der frühen Endometriose-Stadien. Dr. David Redwine und Dr. Dan Martin, die in Oregon und in Tennessee praktizierten, stellten jeweils fest, dass frühe endometriotische Läsionen anders gefärbt sind als normales, gesundes Gewebe. Heute ist bekannt, dass diese Läsionen in der Farbe variieren und schwarz, braun, rot, blau, weiß und sogar klar sein können. Damals wurde erst langsam sichtbar, was sich hinter dieser Erkrankung, die mit Schmerzen im Beckenbereich einherging, verbarg.

Ich ging in jenen Jahren davon aus, dass es zu Endometriose mehr zu wissen gab als das, was wir kannten. Da war noch sehr viel mehr, das wir erfahren und umsetzen mussten. Es konnte nicht sein, dass all diese schmerzgeplagten Frauen ihr Befinden nur vortäuschten. Das hat mich dazu veranlasst, mich auf diese Krankheit zu konzentrieren. Die Betroffenen benötigten ernsthafte Hilfe und erhielten nicht die angemessene Behandlung. Ich konnte mich nicht mit Methoden zufriedengeben, die vor Jahrhunderten erfunden worden waren, wie Sie im nächsten Kapitel erfahren werden. Es brauchte einen neuen Ansatz. Es musste eine Antwort geben, und ich war überzeugt, dass wir sie noch nicht gefunden hatten.

Ich sah die Gynäkologie – und speziell die Endometriose – als einen besonders herausfordernden Bereich der Medizin an. Es war für mich ein tiefgehendes, riesiges, unglaubliches Feld. Ich weiß, dass dies keine Adjektive sind, die normalerweise zur Beschreibung der Gynäkologie verwendet werden, aber die Erkundung des Unbekannten, mit dem Potenzial, das jahrelange Leiden so vieler Frauen zu beenden, faszinierte mich. Meine Arbeit im Kampf gegen diese Krankheit – von Operationen über Maßnahmen zur Früherkennung bis zur Forschungsförderung mit dem Ziel, vorzubeugen und zu heilen – war mühsam, aber sie hat sich gelohnt. Am Ende eines sehr langen und dunklen Tunnels konnte ich schließlich Licht erblicken.

Im Jahr 2006 wurde ich mit der Unterstützung einer wachsenden Anzahl von Patientinnen, die ich erfolgreich behandelt hatte, ermutigt, eine Stiftung zu gründen. Ziel war es, die Endometriose in der Öffentlichkeit sichtbarer zu machen. Ich beantragte die Bewilligung zur Wohltätigkeitsorganisation für die Endometriosis

Foundation of America (EFA) und Padma Lakshmi erklärte sich bereit, Mitbegründerin der Stiftung zu sein. Die im Jahr 2009 offiziell lancierte EFA ist die erste Forschungs- und Interessenvertretung dieser Art: Sie wird von einem privaten Arzt organisiert, um auf die Krankheit aufmerksam zu machen und den Wert der laparoskopischen Operation (mit Exzision, also dem chirurgischen Entfernen von Gewebe aus dem Körper) zu betonen. 2010 habe ich das erste EFA-Medizinersymposium veranstaltet, das jetzt jährlich stattfindet. Die Konferenz bringt die besten Chirurgen und Wissenschaftler aus der ganzen Welt zusammen, um der nächsten Generation medizinischer Fachkräfte den aktuellen Wissensstand weiterzugeben. Im Jahr 2010 gründete ich zusammen mit Dr. Elizabeth Poyner eine Fortbildungsmaßnahme in minimalinvasiver gynäkologischer Chirurgie zusammen mit der American Association of Gynecologic Laparoscopists, der Society of Reproductive Surgeons at North Shor-LIJ und dem Lenox Hill Hospital in New York City, wo ich Ärzte in Geburtshilfe und Gynäkologie ausbilde.

Im Jahr 2012 erhielt ich die Ellis-Island-Ehrenmedaille für meine Arbeit und meinen Einsatz für die Frauengesundheit sowie für die Gründung der EFA. Das *New York Times Magazine* ernannte mich zu einem der amerikanischen »Superärzte«.

Ich habe als Geschäftsführer der International Society of Gynecological Endoscopy gearbeitet, durch die ich das Privileg hatte, um die Welt zu reisen und Vorträge über meine Erfahrungen mit Endometriose zu halten und Operationen im Lenox Hill Hospital durchzuführen, die live per Satellit nach China und in verschiedene europäische Länder übertragen wurden.

Derzeit arbeite ich mit dem Feinstein Institute for Medical Research an einer Initiative zur genetischen Forschung, um die erste Endometriose-Gewebebank in den Vereinigten Staaten aufzubauen, und ich bin auch Mitglied in etwa einem Dutzend anderer nationaler und internationaler Organisationen, die sich auf Reproduktionsfragen bei Frauen konzentrieren.

Noch einmal: Ich erzähle Ihnen all diese Details meiner beruflichen Laufbahn, damit Sie genau wissen, mit wem Sie es zu tun haben und mir vertrauen können. Die Berichte von Lauren, Annie Rose, Nicole, Laura, Jessica, Sara, Padma und den anderen zwei Dutzend Frauen sollen Ihnen den Kampf mit der Endometriose veranschaulichen und Ihnen zeigen, dass Sie nicht allein sind.

Ich habe bisher ungefähr 3000 laparoskopische Eingriffe durchgeführt. Dabei habe ich im Durchschnitt bei jedem Eingriff jeweils acht bis neun endometriotische Läsionen entfernt, insgesamt waren es also mehr als 20 000 Endometrioseherde. Fast alle waren minimalinvasive Eingriffe, die so gut wie keine Narben hinterließen. Ich habe den am wenigsten begangenen Weg genommen, um schmerzgeplagten Frauen zu helfen, und ich habe in dem Wissen gehandelt, dass gegenwärtige und zukünftige Ärzte sich mir anschließen werden, um die schreckliche Krankheit zu besiegen. Ich habe diesen Weg in dem Glauben eingeschlagen, dass Frauen, bei denen eine Endometriose diagnostiziert wurde, offen über ihre Symptome sprechen werden und dazu beitragen können, ein öffentliches Bewusstsein zu schaffen, das anderen leidenden Frauen Erleichterung bringt. Und ich bin davon überzeugt, dass wir am Ende gemeinsam viel bewirkt haben werden.

3
Endo...-was?

Wenn ein Arzt einen Patienten darüber informiert, dass er Diabetes hat oder hohen Blutdruck, eine Herzerkrankung, Krebs oder eine andere weit verbreitete Krankheit, hat der Betroffene eine ungefähre Vorstellung davon, wie es um seine körperliche Verfassung bestellt ist und wie die Krankheit behandelt werden kann. Die Behandlung kann eine Ernährungsumstellung beinhalten, mehr Bewegung, eine bestimmte Medikation, eine Chemotherapie, eine Operation oder die Kombination all dieser Punkte. Das daraus resultierende Wissen der Patienten über die Krankheit hängt nicht nur mit der Anzahl der erkrankten Menschen zusammen, sondern auch mit der seit Jahren stattfindenden Aufklärung der medizinischen Fachkräfte und der Öffentlichkeit.

Wenn das Wissen um eine Krankheit rein auf der Anzahl der Menschen basieren würde, bei denen sie diagnostiziert wurde, müsste heute wirklich jede und jeder über Endometriose Bescheid wissen. Vier bis zwölf Prozent aller Frauen im gebärfähigen Alter haben Endometriose.[2] Wenn ich jedoch einer meiner Patientinnen erzähle, dass sie betroffen ist, reagiert sie oft wie Padma es tat, als ich ihr die Diagnose mitteilte: »Endo…-was?«

Die meisten Menschen wissen immer noch nicht genug oder gar nichts über diese Krankheit. Lauren war eine seltene Ausnahme, da ihre Mutter ebenfalls betroffen war. Wäre dies nicht der Fall gewesen, wüsste Lauren vielleicht bis heute nicht, woran sie leidet. Sie wäre nicht auf die Idee gekommen, einen Spezialisten aufzusuchen. Kein Arzt, der sie untersucht hatte, hat den Begriff *Endometriose* erwähnt. Ihre Mutter war es, die sie darauf aufmerksam gemacht hatte.

Die folgenden Statistiken zur Endometriose sprechen Bände:

- Laut einem Artikel im *Journal of Endometriosis and Pelvic Pain Disorders* leiden schätzungsweise 176 Millionen Frauen weltweit an Endometriose.[3]
- Einer Umfrage zufolge, die in der Zeitschrift *Human Reproduction* veröffentlicht wurde, dauert es in den USA bis zu zwölf Jahre, bis eine richtige Diagnose gestellt wird, und im Vereinigten Königreich fast acht Jahre.[4]
- Die American Society for Reproductive Medicine gibt an, dass bis zu 50 Prozent der unfruchtbaren Frauen Endometriose haben.[5]
- In einem Artikel der Zeitschrift *Human Reproduction* heißt es, dass die direkten Kosten für die Gesundheitsfürsorge bei Endometriose und die indirekten Kosten, die durch Fehlzeiten aufgrund von Endometriose entstehen, in den USA etwa 110 Milliarden US-Dollar pro Jahr betragen.[6]
- Laut einer kürzlich veröffentlichten finnischen Studie, die im *Journal of Pediatric & Adolescent Gynecology* veröffentlicht wurde, hat ein Drittel der Mädchen im Alter von 15 bis 19 Jahren so starke Regelschmerzen und wiederum 14 Prozent dieser Mädchen fehlen regelmäßig in der Schule oder können ihren Freizeitaktivitäten nicht nachgehen.[7]

Zahlreiche Frauen haben Endometriose, wissen es aber nicht. Und die, die es wissen, reden oft nicht darüber. Wieso schweigen diese Frauen denn? Es erklärt sich unter anderem dadurch, dass die Menstruation immer noch tabuisiert wird, dass die vielen Fehldiagnosen die Frauen erschöpfen und sie sich stigmatisiert fühlen, ständig krank zu sein. Darüber hinaus gibt es noch weitere Gründe, die in den folgenden Kapiteln ausführlicher besprochen werden.

Aber zunächst sollten wir die Frage klären: Was ist Endometriose? Ich möchte Ihnen eine einfache und ausführliche Antwort geben, damit alle, selbst jene, die nicht wissen, wie der weibliche Körper funktioniert, es verstehen.

Endometriose bedeutet, dass sich Gebärmutterschleimhautzellen (Endometrium) außerhalb der Gebärmutter befinden. Die Gebärmutterschleimhaut kleidet das Innere der Gebärmutter aus. Sie wächst jeden Monat heran, um die Gebärmutter für die Einnistung einer befruchteten Eizelle vorzubereiten. Endometriose verursacht bei Mädchen und erwachsenen Frauen Unterleibsschmerzen und geht mit einer starken Menstruation, geronnener Blutung, Magen-Darm-Beschwerden, Unfruchtbarkeit und einem enormen Verlust an Lebensqualität einher.

Seit der Antike haben Ärzte und Forscher unterschiedliche Theorien und Meinungen zu den Ursachen dieser Krankheit. Erst vor Kurzem wurde festgestellt, dass Endometriose bereits bei der Geburt vorhanden sein kann. Bei Autopsien einiger Neugeborener wurden Endometrioseherde gefunden, die einer erhöhten Dosis der Schwangerschaftshormone Östrogen und Progesteron im Mutterleib zugesprochen wurden. Man nimmt an, dass ein Mädchen bei der Geburt zwar Endometriose nachweisen kann, diese sich jedoch bis zur ersten Regelblutung nicht manifestiert. Ich gehe davon aus, dass die Krankheit erblich sein kann, wie Sie im Kapitel über Genetik lesen werden. Einige Ärzte vermuten, dass die Krankheit durch eine retrograde Menstruation (rückläufige Blutung) verursacht werden kann. Diese Ansicht wird kontrovers diskutiert, meine 30-jährige klinische Beobachtung legt aber nahe, dass die retrograde Menstruation eine auslösende Rolle bei der Entwicklung der Endometriose spielen muss, vor allem wegen des Genmaterials in den Stammzellen. Es ist wahrscheinlich, dass die Krankheit sich bei jeder Frau anders manifestiert, was mehrere Hypothesen zulässt.

In Kapitel 39 werde ich die Ansicht von Dr. Harry Reich darlegen. Zukünftige Forschungsergebnisse müssen noch klare Antworten liefern.

»Retrograd« bedeutet »rückläufig«. Retrograde Menstruation bedeutet, dass das Menstruationsblut einer Frau während ihrer Periode in den Körper zurückfließt. Lassen Sie mich das weiter ausführen. Der Eisprung findet jeden Monat statt. Wenn die Eizelle 14 Tage später nicht befruchtet wurde, kommt es zur Regelblutung, die dazu dient, dass der Frauenkörper die Gebärmutterschleimhaut (das Endometrium) auf natürliche Weise auswirft. Wenn das Menstruationsblut normal aus dem Körper abfließt, spült der Blutfluss das Endometrium durch den Gebärmutterhals (Cervix uteri) und den äußeren Muttermund, also die Öffnung, die die Gebärmutter mit der Vagina verbindet. Der Muttermund ist klein, kräftig und eng. Er öffnet sich, um Menstruationsblut herausfließen zu lassen aber und hält einen Fötus neun Monate lang in der Gebärmutter. Wenn die Geburt beginnt, dehnen Gebärmutterkontraktionen (Wehen) den Muttermund, damit das Baby für den Geburtsvorgang in den Vaginalkanal gelangen kann.

Wenn das Menstruationsblut nicht so abfließt, wie es sollte, kann es etwa durch die natürlichen Öffnungen in den Eileitern in den Körper fließen. Und wohin fließt das Menstruationsblut dann? Es setzt sich in den Bereichen außerhalb der Gebärmutter fest, also im Becken. Dort kommt es dann zu einem abnormen Wachstum der Endometriose-Zellen, was wiederum zu Entzündungen führt. Das bedeutet nichts Gutes, und es kann schlimmer werden. Das körpereigene Immunsystem versucht verzweifelt und vergeblich, diese Zellen zu beseitigen, was die Entzündung verstärkt und zu neuen Blutgefäßen und noch mehr Stammzellenaktivität führt. Die Folge ist ein tiefgehendes, dickes Narbengewebe. Wenn sich der Hormonhaushalt einer Frau (Östrogen und Progesteron) während ihres

Menstruationszyklus verändert, reagieren die Läsionen (entzündete Endometrioseherde) oder Narbenknoten auf die hormonellen Schwankungen, indem sie wachsen. Mit anderen Worten: Östrogen und Progesteron nähren das Biest und lassen die Läsionen größer werden. Im Gegensatz zur Gebärmutterschleimhaut, die den Körper auf natürliche Weise verlässt, können die Läsionen nicht auf natürlichem Wege aus dem Körper austreten, weshalb die Entzündung fortbesteht. Die Abbildungen mit den Nummern 2 und 3 im Bildteil auf Seite 131 und 132 zeigen, wie sich die normale von der retrograden Menstruation unterscheidet.

Das ist Endometriose – Menstruationsblut, das buchstäblich im Körper einer Frau feststeckt. Die Endometrioseherde können tief und weit wachsen, sie können sich an der Gebärmutter, an Wurmfortsatz, Enddarm (Rektum), Eierstöcken, Darm, Beinnervenbahnen und anderen Bereichen des Beckens anhaften und sich dort ausbreiten. Sie sind wie Blutegel, die sich an die inneren Organe hängen, die sie vorfinden, sich vermehren und wachsen. Endometrioseherde ähneln einem langsam wachsenden Krebs, der die Beckenorgane überfällt. In seltenen Fällen können sie sich bis zum Zwerchfell, zur Lunge, zu den Nieren oder zum Gehirn ausbreiten.

Die Krankheit verursacht immer Entzündungen, die zu Verwachsungen und Verklebungen, Narbenbildung, inneren Blutungen, Darm- oder Harnwegsstörungen, Verstopfung, Schmerzen beim Geschlechtsverkehr und Unfruchtbarkeit führen können. Die körperlichen Schmerzen sind teilweise unerträglich, was unweigerlich zu einer hohen psychischen Belastung führt. Die berufliche Karriere einer Frau leidet gegebenenfalls darunter. Beziehungen zu Angehörigen können angespannt sein. Das erkrankte Mädchen muss möglicherweise oft in der Schule fehlen oder sie sogar abbrechen. Diese Krankheit droht zur Identität der betroffenen Frau zu werden und sie in jeder Phase ihres Lebens zu beherrschen.

Die Endometriose ist jedoch eine behandelbare Krankheit. Einige meiner Patientinnen sagen, dass die Operation, die ich an ihnen durchführte, sie »geheilt« habe. Sie haben das Gefühl, sie seien genesen, weil ich alle Endometrioseherde entfernen konnte und sich ihr Leben danach so sehr verändert hat, dass sie schmerzfrei und glücklicher sind als in vielen Jahren zuvor. Dennoch gibt es keine Garantie, dass die Krankheit nicht irgendwann wiederkehrt. Die Hoffnung ist, dass dies nicht geschieht, aber es könnte passieren. Endometriose ist nicht wie ein Bakterium, das man mit Antibiotika ausmerzen kann, oder wie ein Virus, gegen das es eine präventive Impfung gibt. Es ist eine Krankheit, die einige Frauenkörper im Laufe des Lebens befallen kann, und sie muss jedes Mal aufs Neue erkannt, diagnostiziert und operativ entfernt werden.

Unabhängig davon, ob man glaubt, dass die Krankheit heilbar oder unheilbar ist, ist sie zumindest durch eine chirurgische Entfernung behandelbar, und viele Frauen, die sich dieser Operation unterziehen, können ihr Leben zurückgewinnen und es schmerzfrei führen. Das ist im Vergleich zu früher ein bedeutender Fortschritt.

Man kann die Geschichte der Endometriose jahrhunderteweit zurückverfolgen und stößt bei der Recherche darauf, dass es vermutlich auch einen Zusammenhang mit der Fehldiagnose »Hysterie« gab. Im amerikanischen Nachschlagewerk *Merriam-Webster* wird Hysterie als ein Zustand definiert, »in dem Ihre Emotionen so stark sind, dass Sie sich unkontrolliert verhalten«. Das Wort »Hysterie« kommt vom altgriechischen Wort für Gebärmutter *hystéra*. Unkontrollierte Gefühlsausbrüche als Hysterie zu bezeichnen geht auf die uralte, überholte Vorstellung zurück, dass nur Frauen von solchen heftigen emotionalen Regungen betroffen und sie daher auf eine Störung der Gebärmutter zurückzuführen seien. In einem brillanten Artikel über die Ursprünge der Endometriose, der 2012 im

Journal of Fertility and Sterility erschien, schreiben die Ärzte Camran Nezhat, Farr Nezhat und Ceana Nezhat:

> »Indem wir eine breitere Palette von Kriterien angewandt haben, konnten wir wesentliche, wenn nicht unwiderlegbare Beweise dafür finden, dass die Hysterie, die inzwischen in Misskredit geratene rätselhafte Störung, der jahrhundertelang ein psychologischer Ursprung attestiert wurde, in den meisten Fällen wahrscheinlich Endometriose war. Wenn das stimmt, wäre es eine der größten Massenfehldiagnosen in der Geschichte der Menschheit, die im Laufe der Jahrhunderte dazu geführt haben, dass Frauen getötet oder in Irrenhäuser abgeschoben wurden und dass sie einem Leben mit unaufhörlichen körperlichen und psychischen Schmerzen ausgesetzt waren und sozial geächtet wurden. Die Anzahl der Frauen, die von solchen jahrhundertelangen Fehldiagnosen betroffen sein könnten, ist erschütternd, wahrscheinlich handelt es sich um mehrere Millionen.«[8]

Nehmen Sie sich einen Moment Zeit, um das soeben Gelesene sacken zu lassen. »Eine der größten Massenfehldiagnosen in der Geschichte der Menschheit« mit »mehreren Millionen« Betroffenen. Frauen, die ermordet oder in Irrenhäuser eingesperrt wurden. Haben Sie je von einer anderen Krankheit gehört, die über eine so lange Zeit solche Auswirkungen hatte?

Ein von *Associated Press* verfasster und am 5. Dezember 2012 in der *New York Times* veröffentlichter Artikel schildert, dass der berühmte Neurologe Sigmund Freud bei seinen Patientinnen eine Hysterie diagnostizierte, wenn er zu keinem anderen Schluss kam:

»Man geht mittlerweile davon aus, dass die Diagnose Hysterie zu Freuds Zeiten eher damit zusammenhing, wie eine Frau auf ihre Schmerzen und Symptome reagierte, als mit ihrer tatsächlichen Ursache. Nach eingehender Forschung und gründlicher Analyse glauben Ärzte heute, dass das, was Freud als Hysterie diagnostiziert hat, tatsächlich Endometriose war.
Hysterie, Hexerei und dämonische Besessenheit waren in den Jahren, in denen Freud praktizierte, übliche Diagnosen. Die Behandlungsmethoden umfassten die Verabreichung giftiger Substanzen, das Aufhängen mit dem Kopf nach unten und schmerzhafte chirurgische Eingriffe. Zu letzteren gehörte, dass ein Arzt seinen Fingernagel anstelle eines Skalpells verwendete, lange bevor die Anästhesie entdeckt worden war.«[9]

Dämonische Besessenheit und Hexerei? Es lag natürlich an »jenen Zeiten«, in denen man nicht über das Wissen von heute verfügte. Wie ich in Kapitel 2 bereits erwähnt habe, war einer der Gründe, warum ich mich früh in meiner Karriere auf Endometriose spezialisierte, meine Gewissheit darüber, dass die Frauen, bei denen wir zunächst nichts Körperliches als Ursache für ihre Schmerzen finden konnten, uns nicht belogen hatten. Ich wusste, dass sie eine bessere Behandlung verdienten. Die Technik hat sich mittlerweile enorm verbessert, die Forschung ist besser geworden. Aber hat sich die Einstellung zu Endometriose und zum Schmerz, den die betroffenen Frauen erleiden, wirklich verändert? Zurück zum Artikel im *Journal of Fertility and Sterility:*

»Man kann mit ziemlicher Sicherheit sagen, dass die Endometriose eine alte Krankheit ist, die Frauen seit Jahrtausenden trifft. Hinweise darauf lassen sich in über 4000 Jahre alten medizinischen Texten finden. Dass Endometriose schon seit uralten Zeiten existiert, macht es umso überraschender, dass sie zum Großteil immer noch ein Rätsel ist. Am erstaunlichsten ist, dass einige Behandlungsmethoden über die Jahrhunderte hinweg mit nur wenigen Variationen die gleichen geblieben sind.«[10]

Und sie ist »immer noch ein Rätsel«. Einer Frau wie Lauren wird im 21. Jahrhundert immer noch gesagt, dass ihre Schmerzen nicht real seien oder dass sie eine andere Ursache hätten. Eine solch archaische Reaktion in der heutigen medizinisch fortgeschrittenen Welt erscheint unmöglich, aber Frauen mit Endometriose erfahren sie weltweit und täglich. Wenigstens hat kein Arzt Lauren attestiert, sie sei vom Teufel besessen, und sie wurde auch nicht kopfüber an ein Seil gehängt, obwohl mich nach den erstaunlichen Erfahrungen meiner Patientinnen mit früheren Ärzten nichts mehr überraschen würde.

Denken Sie an die Zahl, die ich zu Beginn dieses Kapitels genannt habe: Schätzungen zufolge sind weltweit 176 Millionen Frauen von Endometriose betroffen. Diese Zahl entspricht ungefähr allen Frauen in den Vereinigten Staaten, unabhängig vom Alter. Neben der Tatsache, dass Endometriose der Hauptgrund für Unfruchtbarkeit und chronische Schmerzen im Beckenbereich ist, ist sie auch mit anderen gesundheitlichen Problemen in Verbindung gebracht worden. Darunter befinden sich bestimmte Autoimmunerkrankungen, Myome, Adenomyose, interstitielle Zystitis (nicht bakterielle Blasenentzündung) und sogar bestimmte Krebsarten. Unternehmen verlieren wegen der reduzierten Produktivität, die auf diese Krankheit zurückgeht, jedes Jahr Milliarden Dollar. Sie ist auch einer der wichtigsten Ursachen, warum Ärzte in den USA Laparoskopien und Hysterektomien (Bauchspiegelungen und operative

Entfernungen der Gebärmutter) durchführen (darauf komme ich später im Buch noch zu sprechen).

Kürzlich durchgeführte Studien listen andere Theorien über Faktoren auf, die Endometriose verursachen können, einschließlich genetischer Aspekte, Immunerkrankungen, Metaplasie (die Fähigkeit einer Zelle, sich in einen anderen Zelltyp zu verwandeln, der für die neue Umgebung besser geeignet ist) und Umweltgifte. Jede Frau kann eine Endometriose entwickeln, aber es gibt eine feste Annahme unter Medizinern, dass einige Patientinnen genetisch veranlagt sein können, wie beispielsweise Lauren. Es wird vermutet, dass eine Frau, deren Mutter oder Schwester an Endometriose erkrankt ist, ein etwa sechsmal höheres Risiko hat, selbst die Krankheit zu bekommen, und dass sich Endometrioseherde (Läsionen) schon kurz nach der Geburt in ihrem Körper festsetzen. Studien deuten auch darauf hin, dass das Risiko für Endometriose höher ist, wenn Frauen ihre Periode bereits sehr früh bekommen, wenn sie sehr stark menstruieren und wenn die Regelblutung mehr als sieben Tage anhält oder monatliche Zyklen höchstens 27 Tage lang sind.

Ein Aspekt, der am meisten frustriert, ist, dass es sehr lange dauern kann, bis die richtige Diagnose gestellt wird. Im Durchschnitt ist eine Frau 27 Jahre alt und hat bereits seit zehn Jahren Endometriose, bevor sie eine korrekte Diagnose erhält. Dieser Umstand ist auf mangelnde Krankheitsaufklärung bei Medizinern, Pflegekräften und der Öffentlichkeit im Allgemeinen zurückzuführen. Endometriose im Frühstadium zu erkennen – vorzugsweise unmittelbar zu Beginn der Schmerzen, aber auch innerhalb von Monaten oder eines Jahres statt eines Jahrzehnts –, verändert buchstäblich den Lebensverlauf einer Frau.

Endometriose wird in drei Schritten festgestellt. Zunächst findet eine klinische Untersuchung und Prüfung statt (Ultraschall und/

oder MRT). In einem zweiten Schritt werden die Läsionen mittels Laparoskopie (Bauchspiegelung) visuell identifiziert. Und drittens erfolgt eine pathologische Untersuchung der Läsionen mittels eines Mikroskops. Nach Jahrzehnten der Praxis kann ich bereits nach der klinischen Untersuchung mit ziemlicher Wahrscheinlichkeit sagen, ob eine Frau an Endometriose leidet oder nicht. Manchmal erkenne ich die Krankheit sogar, wenn eine Frau zum ersten Mal in meine Praxis kommt – ich sehe es an ihrer Art zu gehen oder wie sie ihren Körper verlagert, wenn sie sitzt. Aber bevor ich mittels Bauchspiegelung in den Körper hineinsehe, weiß ich nicht, wie stark sich die Endometriose ausgebreitet hat und welche Organe oder anderen Bereiche der Bauchhöhle und des Beckens betroffen sind.

Alle Formen der Endometriose können mit erheblichen Schmerzen und Unfruchtbarkeit einhergehen; ein frühzeitiges Eingreifen ist der Schlüssel zur Behandlung der Krankheit und zum Aufhalten ihrer verheerenden Auswirkungen. Wenn Lauren nicht erst mit Ende 30, sondern bereits als Teenager die richtige Diagnose erhalten hätte, wären ihr nicht nur die vielen physischen Schmerzen erspart geblieben, sie hätte wahrscheinlich auch in ihrem Traumjob arbeiten und Kinder bekommen können. Die Endometriose hat Laurens Weg bestimmt und ihre Möglichkeiten, ein erfülltes und glückliches Leben zu führen, erheblich eingegrenzt.

Eine meiner anderen Patientinnen, Sara, erinnert sich, wie ihre Schmerzen einsetzten, als sie etwa 15 Jahre alt war. Es dauerte fast 15 Jahre, bis bei ihr Endometriose festgestellt wurde. »Es wurde immer schlimmer, je älter ich wurde«, erzählte Sara. »Mit Mitte 20 war es richtig schlimm. In meinen späten 20ern war es unerträglich. Ich bekam alle zwei Monate eine Harnwegsinfektion. Es fiel mir schwer, Essen zu verdauen. Gesicht und Körper schwollen an. Ohne Schmerzmittel hätte ich in einer Ecke auf dem Boden gelegen und nichts tun können. Ich hatte einfach überall Schmerzen. Ich erzählte meinem Frauenarzt, wie qualvoll meine Perioden waren, und seine Lösung bestand darin, die Dosierung von Ibuprofen zu erhöhen. Mein Arzt hat nie daran gedacht, dass sich hinter den starken Schmerzen etwas Größeres verbergen könnte.«

Aber das hätte er unbedingt tun müssen. Die Menschen, auf die sich diese Frauen verlassen, müssen ihre Mentalität ändern, insbesondere Ärzte sowie alle Mitarbeiter im Gesundheitswesen.

In den nächsten Kapiteln werde ich Ihnen zusätzliche wertvolle Informationen über Endometriose geben: Ich erläutere die Stadien der Erkrankung ebenso wie Symptome, Fehldiagnosen und Folgen. Außerdem gehe ich auf die Behandlungsmethoden ein, die einer Frau helfen, ein normales, gesundes Leben zu führen. Ich werde auch über die fortlaufenden Bemühungen zur Aufklärung der Öffentlichkeit berichten und wie die Zukunft der präpubertären Mädchen von heute sein könnte, die eines Tages von der Krankheit betroffen sein werden.

Aber zunächst soll es weiter um die Schmerzen gehen, die durch diese schreckliche Krankheit verursacht werden. Ich möchte Ihnen weitere unglaublich starke Frauen vorstellen, die Tag für Tag mit dieser enormen körperlichen Belastung gelebt haben. Wenn Sie eine Frau sind, die nicht an dieser Krankheit leidet, oder wenn Sie ein Mann sind, werden Ihnen die folgenden Schilderungen dabei behilflich sein, den Grad der durch Endometriose verursachten Schmerzen zu verstehen. Sie werden mit einer Betroffenen besser mitfühlen können.

4
Schmerzen und ihre Auswirkungen auf die Persönlichkeit

Typisch für Endometriose sind die besonders starken Schmerzen, die das Verhalten, den psychischen Zustand und die Persönlichkeit vieler Patientinnen beeinflussen. Da der Schmerz echt ist, wirkt er sich auch aufs Gehirn aus und kann sogar seine Funktionen verändern. Daher bezeichne ich einige meiner Patientinnen als »Typ-E-Persönlichkeiten«, wobei das E für Endometriose steht. Typ-E-Persönlichkeiten sind Frauen, die stets darum bemüht sind, dass man ihnen ihr körperliches Leid von außen nicht ansieht. Einige Endometriose-Patientinnen haben die Fähigkeit, ihre Schmerzen trotz der damit verbundenen Belastung zu verbergen. Sie stehen morgens um sechs Uhr auf, trinken ihren Kaffee, machen die Kinder fertig für die Schule, sind den ganzen Tag bei der Arbeit (oder als Mädchen in der Schule), nehmen an Besprechungen oder gesellschaftlichen Anlässen teil, schließen Geschäfte ab, absolvieren Prüfungen, kümmern sich um ihre Familien und den Haushalt, spielen mit ihren Kindern – all das Tag für Tag. Sie leiden im Stillen, während sie ihrer Routine nachgehen, und weigern sich, Schwäche zu zeigen. Sie sind stark. Sie wollen nicht, dass man sieht oder weiß, wie sie im Inneren kämpfen.

Im Jahr 2015, bei der jährlichen Medizinerkonferenz, die ich für medizinische Fachkräfte ausrichte, erklärte Dr. Sawsan As-Sanie (der mit dem Health System der University of Michigan zusammenarbeitet), dass anhaltende Schmerzen sichtbare Veränderungen im neuronalen Netzwerk und der Morphologie des Gehirns verursachen, wie anhand mehrerer MRTs gezeigt werden konnte.[11] Es kommt somit zur Neuverdrahtung des Mittelhirns, das für Veränderungen unserer inneren Persönlichkeit verantwortlich ist.

»Endometriose zu haben ist schrecklich, aber sie beweist, wie fit Sie physisch und psychisch wirklich sind«, sagte Jessica, eine meiner Patientinnen. »Ja, es erfordert geistig und körperlich einen sehr hohen Tribut, aber wenn man sagen kann: ›Ich bin damit fertiggeworden‹, weiß man, dass man alles schaffen kann.« Endometriose kann die Persönlichkeit derjenigen Frau beeinflussen, die darunter leidet – aufgrund der Schmerzen und der spezifischen, einzigartigen und immer unterschiedlichen Art, wie jede Patientin damit umgeht.

Was ist also Schmerz? Schmerz ist echt. Es ist etwas, das man spürt. Es ist die Wahrnehmung des Gehirns, dass mit dem Körper etwas nicht stimmt. Es ist ein instinktives Lebenszeichen. Für einen Arzt ist Schmerz ein sehr glaubhafter Aspekt, der Hinweise auf den Zustand des Patienten gibt. Wenn jemand sagt, sie oder er habe Schmerzen, dann sind diese auch vorhanden. Als Arzt muss ich dieser Person glauben. Ich habe darüber nicht zu richten. In Anbetracht der Hölle, die Lauren durchgemacht hat, störte mich an ihrer Geschichte am meisten, dass ihr ein Arzt einmal weismachen wollte, sie bilde sich die körperlichen Qualen nur ein. Zahlreiche Frauen haben mir erzählt, dass auch sie mit solchen Aussagen von Ärzten konfrontiert wurden. Warum sollte eine Frau, die sagt, sie empfinde in einem solch intimen Bereich ihres Körpers Schmerzen, das nur vortäuschen? Alle Ärzte müssen respektvoll mit dem Schmerzempfinden der Patienten umgehen.

Wenn eine Frau mit Endometriose über die Anfänge der Krankheit nachdenkt, stellt sie normalerweise fest, dass die Schmerzen mit der allerersten Periode begannen. Ein Mädchen, das in diesem Alter Endometriose entwickelt, verspürt sehr unangenehme Schmerzen, die anders sind als alles, was sie bis dahin in ihrem jungen Leben erlebt hat. Ich würde sagen, dass dies bei mindestens 90 Prozent meiner Patientinnen der Fall war. Aber weil es ihre erste Periode ist, weiß das betroffene Mädchen nicht unbedingt, dass die Periode nicht so schmerzhaft sein sollte. Wenn es seiner Mutter, seinem Vater, seinen Schwestern, Lehrern, Freundinnen oder sogar dem Arzt davon erzählt, heißt es üblicherweise: »Das ist normal. Du wirst eine Frau.« Man sagt dem Mädchen, es solle lächeln und es ertragen. Was ihm nicht gesagt wird, ist, was *nicht* normal ist. »Normal« ist ein relativer Begriff, aber wenn ein Mädchen von Beginn des Menstruationszyklus an so große Schmerzen hat, sollte eine Autoritätsperson erkennen, dass das ungewöhnlich ist und eben nicht normal. Leider, und so unglaublich es auch scheint, passiert das nur selten.

Das Mädchen erträgt also die Schmerzen, weil es dazu aufgefordert wurde, und es lebt tagtäglich mit ihnen, auch wenn sie nach und nach immer schlimmer werden. Wahrscheinlich erwähnt es sie auch gegenüber niemandem mehr, zumindest einige Jahre lang nicht, bis es älter und unabhängiger ist. Ein Grund für das Schweigen des Mädchens ist das in unserer Gesellschaft immer noch anhaltende Tabu rund um die Regelblutung und ihre Symptome. Jede Frau menstruiert, aber jede Frau empfindet die damit verbundenen Schmerzen anders. Wenn ein Mädchen nicht mitbekommt, dass andere Frauen sich beschweren, wird es das auch nicht tun. Es möchte nicht als schwach oder mimosenhaft abgestempelt und gehänselt werden. Das Mädchen schenkt seiner Mutter oder dem Arzt, der ihr gesagt hat, das sei normal, Glauben. Es nimmt ein paar Ibuprofentabletten und wird damit fertig. Dieses Vorgehen prägt die mentale Einstellung des Mädchens zu den Schmerzen, die mit jeder Periode zunehmen.

»Ich erinnere mich, wie ich zum Unterricht ging und mich vor Menstruationsschmerzen krümmte«, erzählte mir Annie Rose, eine

Patientin aus New Jersey. »Aber ich habe keinen einzigen Tag in der Schule gefehlt, sondern gegen die Schmerzen angekämpft. Ich machte mir ständig Sorgen, ob das Blut durch die Uniform sickern würde. Meine Eltern mussten mir einmal einen neuen Rock bringen, weil sich auf dem, den ich anhatte, Blutflecke gebildet hatten. Meine Mitschüler gaben mir deswegen schreckliche Spitznamen.« Annie Rose war bereit, in ihre Kleider zu bluten und gemobbt zu werden, solange sie keinen Schultag verpasste.

Elissa aus New Jersey, eine alleinerziehende Mutter von drei Kindern, hatte jahrelang eine Vielzahl von Endometriose-Symptomen: unregelmäßige Perioden, Killerkrämpfe, anhaltende Magenschmerzen, Durchfall, Benommenheit, unscharfes Sehen und starke Rückenschmerzen. Bevor sie zu mir kam, hatte sie auch eine Fehlgeburt erlitten, war mehrfach operiert worden und es wurde sogar eine Hysterektomie vorgenommen, die meiner Meinung nach nicht unbedingt notwendig gewesen wäre. Sie musste sich an Möbeln festhalten, um sich in ihrem Haus fortzubewegen und sich um ihre kleinen Kinder kümmern zu können. Sie verbrachte jeden Tag vier Stunden im Auto – eine zweistündige Fahrt zur Arbeit und eine zurück. Sie kam im Durchschnitt auch auf ungefähr vier Stunden Nachtruhe. Ihre Eltern und ein paar Freunde halfen ihr, wann immer sie konnten, aber Elissa ist eine sehr unabhängige Person und nicht der Typ, der um Hilfe bittet. Die Endometriose führte nicht dazu, dass sie sich änderte.

»Ehrlich gesagt weiß ich nicht, wie ich das alles geschafft habe. Ich habe einfach gemacht«, sagte sie. »Ich hatte Kinder, einen Job, Pflichten, denen ich nachgehen musste. Man fühlt sich wie ein Zombie oder ein Roboter, aber man tut, was getan werden muss. Ich habe es vor allem für meine Kinder getan, weil ich sie nicht erschrecken wollte und damit sie sie sich keine Sorgen um mich machten.« Sie erzählte, dass sie sich an die Schmerzen gewöhnt habe und dass sie gegen einige sogar immun geworden sei. »Es ist, wie wenn man ein Stinktier riecht«, sagte Elissa. »Die erste Reaktion ist ›Oh, wie schrecklich!‹, weil der Geruch so plötzlich kommt und so intensiv ist. Aber man atmet ihn ein, der Geruchssinn gewöhnt sich daran, und weiter geht's.«

Schmerzen können aber jede Frau brechen. Es kann Jahre dauern, bis es so weit kommt, aber es kann passieren.

Es gibt verschiedene Arten von körperlichen Leiden, die durch Endometriose verursacht werden. Dazu zählen unerträgliche Regelblutungen, chronische Schmerzen im Beckenbereich, Beschwerden beim Geschlechtsverkehr oder Stuhlgang sowie Schmerzen beim Urinieren. Daneben können Übelkeit, Erbrechen, Durchfall, Verstopfung und Migräne auftreten. Manchmal hat eine Frau mehrere Symptome gleichzeitig, ein Angriff von allen Seiten.

Bevor ein Arzt namens Dr. Ronald Primus seine Patientin Padma Lakshmi zu mir überwies, hatte sie einige der renommiertesten Gynäkologen der Welt aufgesucht, von New York bis Kalifornien und in ganz Europa, aber sie verließ jede Praxis in dem Zustand, in dem sie sie betreten hatte: hoffnungslos und mit permanenten, unerträglichen Schmerzen. Sie unterzog sich sogar einer Blinddarmoperation, nachdem ein Arzt dachte, dies wäre die Lösung. Sie war es nicht. Ein anderer Arzt entfernte eine Zyste aus einem ihrer Eierstöcke, aber die Schmerzen hielten weiter an.

Padmas körperliches Leiden begann nach ihrer ersten oder zweiten Periode, als sie 13 Jahre alt war. Die monatliche Routine, die folgte, schwächte sie: Sie hatte schlimme Krämpfe und eine sehr starke Blutung, die etwa sieben Tage andauerte. An mindestens drei dieser Tage war sie bettlägerig und an den anderen vier Tagen hatte sie »erhebliche Schmerzen«. Ihr körperliches Leiden entwickelte sich allmählich zu einem psychischen Elend, das sich in ihrer Seele immer weiter ausbreitete. Sie war 36 Jahre alt, als ich sie zum ersten

Mal traf, und sie hatte bis zu diesem Zeitpunkt über 20 Jahre lang gelitten.

»Wenn ich ›sehr starke Schmerzen‹ sage, meine ich, dass meine Brüste weh taten und mein Hintern. Mein Rücken und meine Beine taten weh. Auch mein Magen tat weh. Und mein Kopf. Am meisten schmerzte aber mein Herz«, sagte Padma während eines Vortrags, den sie auf einer der von mir organisierten Medizinerkonferenzen hielt. »Meine Mutter, Krankenschwester und eine sehr gebildete Frau, sagte mir, dass auch sie unter vielen dieser Symptome leide und dass einige Mädchen eben betroffen seien und andere nicht. Das sei mein Schicksal.«

Padma nahm ihren Zustand hin und gab ihr Bestes an der Schule und Universität, aber sie zahlte einen hohen Preis dafür. Jeden Monat fehlte sie an mehreren Tagen und sie blieb vielen wichtigen Familienfesten fern. Sie musste sich während ihrer Periode mehrmals am Tag umziehen, da die Blutung so stark war, und sie nahm starke Schmerzmittel, um funktionieren zu können.

»Während all der Jahre bin ich zu regelmäßigen Untersuchungen gegangen«, sagte sie. »Es ist im Allgemeinen sehr unangenehm, zum Frauenarzt zu gehen, aber für mich war es noch schlimmer, weil ich immer erzählte, was ich hatte, und mir nur erwidert wurde: ›Ja, ja.‹ Die Ärzte nickten, in dem Versuch, ihr Mitgefühl auszudrücken, und verschrieben mir noch mehr Schmerzmittel. Ich konnte nicht verstehen, warum ich nicht einfach ein paar Tabletten einwerfen und einen Tampon einführen und mich dann einfach weiter meinem Tagesgeschehen widmen konnte. Wenn es um einen so wichtigen Aspekt des Frauseins geht, Ihr Körper und Ihre Sexualität aber nicht normal sind, dann strahlt der emotionale und physische Schmerz auch auf andere Bereiche aus. Schließlich fragt man sich, ob man insgesamt überhaupt normal ist oder es je sein wird.«

Ihr Schmerz und ihre Verwirrung hielten nach dem Universitätsabschluss an und zogen ihre berufliche Karriere in Mitleidenschaft. »Ich begann in Paris und Mailand als Model zu arbeiten und konnte viele Jobs nicht übernehmen«, berichtete sie. »Ich musste häufig private Reisen oder Urlaube abblasen, und oft wollte ich den Leuten einfach nicht sagen, warum. Ich fand es als junge Frau ziemlich beschämend, über die Menstruation zu sprechen. Es machte wirklich keinen Spaß. Meinem Lebenspartner nicht und auch nicht der Chefredakteurin, die mich für ein Lingerie-Fotoshooting gebucht hatte, wirklich niemandem.« Und so tat sie das, was Typ-E-Frauen tun: Sie nahm das Elend in Kauf und kämpfte weiter.

Laura, eine 35-jährige Patientin aus New Jersey, kennt diese Art Schmerzen nur zu gut. Sie bekam ihre Periode, als sie 13 war. Die Krämpfe, die damit einhergingen, waren nichts Ungewöhnliches. Ihr Körper veränderte sich. Das wusste sie. Aber in ihrem zweiten Highschool-Jahr wurden die Krämpfe viel heftiger, sodass sie monatlich zwei bis drei Schultage verpasste. Die Couch im Wohnzimmer war in diesen dunklen Zeiten ihr Zufluchtsort. Heizkissen und rezeptfreie Schmerzmittel waren ihre Teddybären. Sie war davon überzeugt, dass das nicht normal sein konnte – bis ein Arzt das Gegenteil behauptete: »Ich ging zu einem Gynäkologen, der sagte, dass Frauen manchmal sowas hätten und dass ich damit klarkommen müsse«, erzählte Laura. »Ich glaubte ihm und nahm es hin.«

Liza, eine Patientin aus Brooklyn, füllte bei ihrem neuen Frauenarzt die Aufnahmeformulare aus: »Ich kreuzte an, dass ich schmerzhafte Regelblutungen hatte. Als ich ins Untersuchungszimmer kam, wurde ich dazu aber nicht befragt«, sagte Liza. »Ich wunderte mich, warum sie mir keine Fragen stellten, aber ich habe es nie angesprochen. Ich habe einfach angenommen, dass alle Frauen schmerzhafte Perioden haben mussten, und das war‘s.«

Die körperlichen Qualen, die diese Frauen hinnahmen, sind nur der Anfang ihrer Pein. Ständige Schmerzen, insbesondere wenn sie unterdrückt werden, können zu anhaltendem emotionalem Stress führen. Und die Art, wie Ärzte, Freunde und Familie die leidende Frau behandeln, kann weitere seelische Schmerzen verursachen. Teilweise erklärt dieser Prozess, wie es über Jahrzehnte und Jahrhunderte zu so häufigen Fehldiagnosen der Krankheit kommen konnte. Um einen Satz aus dem Artikel der *Associated Press* aus dem Jahr 2012 zu wiederholen, der in Kapitel 3 zitiert wurde: »Man geht mittlerweile davon aus, dass die Diagnose Hysterie zu Freuds Zeiten eher damit zusammenhing, wie eine Frau auf ihre Schmerzen und Symptome reagierte, als mit ihrer tatsächlichen Ursache.« In vielen Fällen hat sich diese Denkweise heute nicht verändert.

»Ich war insgesamt bei sieben Gynäkologen, und alle sagten dasselbe: Wir können nichts finden«, berichtete Annie Rose, die Frau, die sich im Teenageralter lieber in der Schule vor Schmerzen krümmte, als vom Unterricht zu fehlen. Wir alle kennen das übliche Vorgehen, sich eine zweite Meinung einzuholen, wenn einem eine Diagnose gestellt wurde. Aber stellen Sie sich vor, Sie holen eine dritte, vierte, fünfte, sechste, siebte Meinung ein … und jedes Mal ist es praktisch die gleiche, falsche Meinung! Bei Frauen mit Endometriose geschieht das häufig. Annie Rose war 25 und durchlebte ihr 14. Folterjahr, als sie bei diesem siebten Arzt in Behandlung war: »Er sagte mir, er habe es satt, mich klagen zu hören, ich solle nach Hause gehen und darüber nachdenken, was meine Schmerzen verursache. Er dachte, es wäre eine Depression.«

Nicole, eine Psychologin und Patientin von mir, hatte fast immer am ersten Tag ihres Zyklus kaum auszuhaltende Bauchschmerzen, und das seit ihren Teenagerjahren. Der Schmerz verstärkte sich mit den Jahren. Es war schlimm in der Schule und Universität, wurde schlimmer, als sie Anfang 20 war, und schwächte sich in ihren 30ern ab. Mit Mitte 20 wurde bei ihr Endometriose festgestellt, und die Ärzte versuchten in den folgenden Jahren die Krankheit durch mehrere Laseroperationen und das Verschreiben der Antibabypille zu behandeln. Aber jede Schmerzlinderung, die sich daraus ergab, war nur vorläufig.

»Eines Tages bei der Arbeit hatte ich so starke Schmerzen, dass ich irgendwann gekrümmt auf dem Boden lag«, erzählte Nicole. »Ich hatte große Mühe, aufzustehen und mich bis zu meinem Auto auf dem Parkplatz zu schleppen.« Als sie es endlich erreichte, fuhr sie sich selbst in die Notaufnahme.

»Sie behielten mich über Nacht zur Beobachtung und für Untersuchungen da, aber alle Tests fielen negativ aus«, sagte Nicole. »Keiner der Ärzte wollte das eigentliche Problem, die Endometriose, ansprechen. Ich war frustriert, fühlte mich missverstanden und hilflos.«

Bevor sie entlassen wurde, fragte sie den diensthabenden Gastroenterologen, welche Schmerzmittel sie nehmen könne. Er sagte, er werde sie an einen Spezialisten für Schmerzmedikation verweisen, aber er ließ auch eine Bemerkung fallen, die Nicole innerlich an die Decke gingen ließ.

»Er meinte, manchmal würden Antidepressiva helfen«, sagte sie. Ja, er äußerte dies tatsächlich einer staatlich geprüften Psychologin gegenüber. »Ich war so wütend! Es ist kaum vorstellbar, wie viele Frauen auf der Welt aufgrund eines körperlichen Leidens um Hilfe bitten, denen aber gesagt wird, der Schmerz sei psychosomatisch.«

Noch einmal: Diese Frauen sind nicht verrückt. Sie wissen es, ich weiß es, und ein jeder und eine jede muss es wissen. Sie brauchen jemanden, der ihnen zuhört, der glaubt, dass ihr Schmerz echt ist, und ihnen sagt: »Das ist nicht normal.« Jemanden, der sie behandeln und in einen normalen physischen und psychischen Zustand zurückbringen kann. Im Grunde brauchen sie nicht nur eine Person, sondern mehrere: Chirurgen, Ärztinnen, Freunde und Angehörige, die helfen wollen, diese Krankheit zu bekämpfen.

Nachdem sieben Ärzte sie enttäuscht hatten, operierte ich Annie Rose im Jahr 2012 mit Erfolg. Es war eine der wenigen Male in meiner ärztlichen Laufbahn, dass ich eine Operation begann und nicht wusste, wie erfolgreich ich sein würde, da die Endometriose sich so stark verbreitet hatte. Heute haben Annie Roses Schmerzen fast komplett nachgelassen und sie kann ihr linkes Bein wieder normal bewegen.

»Ich bin eine Kämpferin und ermutige andere Frauen, nicht aufzugeben und ihren Körpern zu vertrauen«, sagte Annie Rose. »Wenn ein Arzt feststellt, dass Sie an Endometriose leiden, warten Sie nicht, bis er Sie behandelt. Gehen Sie sofort zu einem Spezialisten. Und wenn Ihnen jemand sagt, dass mit Ihnen alles in Ordnung sei, Ihnen aber klar ist, dass etwas nicht stimmt, oder wenn Ihnen jemand unterstellt, dass etwas psychisch mit Ihnen nicht in Ordnung sei, obwohl Sie wissen, dass es körperlich ist, vertrauen Sie immer auf Ihre eigene innere Stimme.«

DIE SYMPTOME

5
Von der frühen Endometriose zu Verwachsungen im kleinen Becken

Für mich ist der wissenschaftliche Aspekt rund um die Endometriose faszinierend, aber ich weiß, dass die meisten Frauen, die mit dieser Krankheit kämpfen oder eine Betroffene kennen, sich in erster Linie darum kümmern, Antworten auf drei Fragen zu bekommen. In der Sprache der Laien lauten sie: Was ist Endometriose? Was macht sie mit meinem Körper? Was muss getan werden, damit ich sie loswerde? Die Redewendung »Sagen Sie es mir geradeheraus, Doc« gilt für die meisten Menschen. Patienten möchten verstehen, um was für eine Krankheit es sich handelt, und erfahren, was sie dagegen tun können oder sollten. Dabei müssen oder wollen sie nicht unbedingt jede Nuance oder jeden wissenschaftlichen Begriff rund um ihre Krankheit wissen. Dieses Verständnis möchte ich Ihnen vermitteln. Damit sie sich angemessen behandeln lassen können, liste ich im Folgenden einige relevante Informationen zu den Stadien der Erkrankung auf.

Die American Society for Reproductive Medicine hat vier Stadien der Endometriose festgelegt: I (minimal), II (gering), III (mäßig) und IV (schwer). Die Kriterien für die Zuordnung zu einem Stadium basieren auf der Lokalisation der Endometriose, dem Ausmaß ihrer Ausbreitung, der Tiefe, in die sie vorgedrungen ist, dem Vorhandensein und der Größe von Endometriomen in den Eierstöcken (mehr dazu gleich) und auf der Schwere der Adhäsionen (Verwachsungen). Ein Punktesystem bestimmt das Stadium, in dem sich eine Frau befindet. Es wurde in den letzten rund 40 Jahren dreimal überarbeitet, um den kontinuierlichen Fortschritt widerzuspiegeln, den wir beim Lernen über die Krankheit gemacht haben.

Ein Wert von 1 bis 15 zeigt eine minimale oder geringe Endometriose an (Stadium I oder II). Ein Wert von 16 oder höher zeigt eine mäßige bis schwere Endometriose an (Stadium III oder IV). Das Punktesystem und die vier Stadien hängen jedoch nicht mit spezifischen Symptomen zusammen und schließen die Infiltrationsart der Krankheit aus. Das heißt, das Schmerzniveau einer Frau spielt keine Rolle bei der Bestimmung, in welchem Stadium sie sich befindet. Daher kann eine Frau mit Stadium IV, also mit schwerer Endometriose, wenig oder gar keine Schmerzen haben, während eine Frau mit Stadium I (minimal) ernsthafte Schmerzen haben könnte.

Wenn ich mit meinen Patientinnen über die Lokalisierung und den Schweregrad ihrer Endometriose spreche, verwende ich die Klassifikation mit den vier Stadien. Manchmal beziehe ich mich jedoch auf ein etwas anderes, beschreibenderes System, das auch vier Klassifikationen aufweist: frühe Endometriose, ovariale Endometriose, tief infiltrierende Endometriose und massive endometriosebedingte Verwachsungen im kleinen Becken (»frozen pelvis«).

Frühe Endometriose wird auch als minimale peritoneale Endometriose bezeichnet. Endometriose beginnt fast immer im Peritoneum (Bauchfell) des Beckens. Das Peritoneum ist die Haut, die die Bauchhöhle auskleidet. Bei der peritonealen Endometriose gibt es oft überhaupt keine Symptome, auch keine Schmerzen. Wenn in diesem Stadium Merkmale auftreten, sind sie normalerweise bei Jugendlichen am schwerwiegendsten und umfassen gastrointestinale Beschwerden wie Übelkeit, Erbrechen und Durchfall.

Das Bauchfell ist eine glänzende, transparente, glatte, zarte, dünne Haut, die die Beckenorgane, die Blase, die Nieren und Teile des Dickdarms vom restlichen Bauchraum trennt. Bei einer frühen Endometriose zeigt das Bauchfell während einer laparoskopischen Untersuchung keine gravierenden anatomischen Veränderungen.

Das visuelle Erkennen und Identifizieren dieses frühen Stadiums ist aber ein Muss für eine korrekte Behandlung. Ein Arzt kann keine Endometriose oder sonst eine Krankheit behandeln, wenn er sie nicht als solche identifiziert. Da Endometriose so schwer zu erkennen ist, ist eine genaue Untersuchung erforderlich. Dabei wird die Kamera während der Bauchspiegelung ganz nah an die Oberfläche des Bauchfells herangeführt. Während der Untersuchung zeigen sich viele Strukturveränderungen anhand von farblich unterschiedlichen Läsionen (pigmentierte Läsionen). Rote Läsionen sind die jüngsten. Sie sind in der Regel traubenförmig, aus ihnen sprießen Blutkapillaren. Diese Kapillaren sind die früheste Form von Läsionen, ihr Wachstum wird Angiogenese genannt. Wenn diese Kapillaren reißen, verfärben sie sich violett und schwarz. Weiße Läsionen deuten normalerweise auf tieferliegende aktive Läsionen hin. Eine verstärkte Oberflächenspannung ist leicht zu erkennen. Die Endometrioseherde können chronisch wiederkehrende Blutungen und Entzündungen verursachen, die zu Fibrose (Verdickung und Vernarbung der von Endometriose betroffenen Stellen) führen können. Was also als frühe Endometriose beginnt, kann sich zu einer mittelschweren bis schweren Erkrankung entwickeln, die sogar die Organe und die Beckenanatomie entstellen kann.

Wenn ich auf der Oberfläche des Bauchfells angiogenetische Aktivität und die Entwicklung neuer Gefäße auf Kapillarebene sehe, staune ich immer, wie sie den hellen Sternen am Nachthimmel ähneln. Wie bei den Sternen im Universum haben wir nur vage Ideen davon, wie diese Endometriose-Läsionen entstanden sein könnten. Und wir sind erstaunt darüber, wie klein wir uns aufgrund ihrer großen Tragweite fühlen können.

Bei der Behandlung der peritonealen Endometriose werden sowohl die Läsionen (Endometrioseherde) als auch die durch die Entzündungen verursachten Kollateralschäden operativ entfernt.

Während dieser Operation verwende ich die von mir entwickelte »ABC«-Technik. *ABC* steht für *aqua-blue contrast* und bezieht sich auf das blau gefärbte Wasser, das ich in das betroffene Gebiet einlaufen lasse. Dies erhöht die Sichtbarkeit schwer erkennbarer Läsionen (okkulte Läsionen) trotz der hellen laparoskopischen Lichtquelle. Mit der ABC-Technik kann ich etwa 30 Prozent mehr Läsionen und weite Bereiche der entzündeten Stellen im Bauchfell ausfindig machen. Und auch ansonsten unsichtbare Läsionen werden erkennbar. Es ist wie bei den Sternen am Himmel, die tagsüber aufgrund des hellen Sonnenlichts auch nicht gesehen werden. Wenn das Sonnenlicht nachts verschwindet, erscheinen die Sterne. Auf ähnliche Weise lässt die ABC-Technik das helle laparoskopische Licht verschwinden und so kann der Chirurg Endometriose-Läsionen erkennen, die ansonsten nicht sichtbar sind.

Ovarielle Endometriome sind sehr häufig und können bei 30 bis 40 Prozent der Frauen mit Endometriose auftreten. Endometriome sind große, flüssigkeitsgefüllte Zysten, die sich an den Eierstöcken bilden und diese sogar einkapseln können. Sie setzen sich aus Menstruationsüberbleibseln zusammen, darunter sind Fragmente von endometriotischem Gewebe, verdicktem Blut und entzündlichen Enzymen. Endometriome werden auch »Schokoladenzysten« genannt, aufgrund der Farbe des alten Blutes, das sie enthalten. Sie können platzen, was dazu führt, dass ihr Inhalt ausläuft und sich an den Wänden und den benachbarten Organen des Bauchraums anhaftet. Diese klebstoffähnliche Flüssigkeit kann quälende Bauch- und Beckenschmerzen verursachen. Allgemeinärzte nehmen die Symptome und sonografischen Befunde der Patientinnen mit einem ovariellen Endometriom oft nicht ernst, weil sie davon ausgehen, dass die Frau nur eine einfache Zyste hat. Sie sagen der Patientin, sie habe nichts zu befürchten. Aber wenn eine Schokoladenzyste platzt, gibt es eine Menge, um das sich die Frau sorgen muss.

Ich behandle ovarielle Endometriome mittels laparoskopischer Zystektomie. Bei dieser Operation wird die Zyste entfernt und der Eierstock rekonstruiert. Während ich dies tue, schiebe ich den Eierstock vorübergehend ins Bauchfell, damit er nicht an der Beckenwand klebt. Die Entfernung der Ovarialzyste muss präzise durchgeführt werden, ohne die Blutversorgung des Eierstocks zu beeinträchtigen. Nach einer ovariellen Zystektomie bei Endometriose kann es dazu kommen, dass die Funktion des Eierstocks schwächer wird, da Ovarialfollikel (Eibläschen) verlorengegangen sind. Ich versuche, diese Nebenwirkung zu reduzieren, indem ich akribischen Techniken und mikrochirurgischen Prinzipien folge. Ich verwende während der Eierstock-OP keinen Strom (um zu verhindern, dass die Eizellen »verbrennen«). Ich bevorzuge das Vernähen anstelle der elektrischen Koagulation. Wenn ich operiere, kommt es selten vor, dass eine Entfernung der Eierstöcke (Ovariektomie oder Oophorektomie) erforderlich ist, um Endometriome zu entfernen. Eine Ovariektomie sollte nur dann in Betracht gezogen werden, wenn ein Verdacht auf Krebs besteht, wenn die Krankheit anhält oder wenn es schwere Verwachsungen gibt, die eine Neuropathie (Nervenschädigung) verursachen könnten.

Es gibt zwei Arten der tiefen Endometriose. Die eine wird als **tief infiltrierende Endometriose** bezeichnet und ist eine invasive Form der Krankheit, die häufig durch das Durchdringen der Blasen- und Darmwand gekennzeichnet ist. Die andere, die häufigere Form der tiefen Endometriose, ist die **tiefe fibrotische knotige Endometriose.** Diese Knoten deformieren die gesamte Anatomie im Bereich zwischen Gebärmutter und Rektum, ohne den Darm und die Blasenwand zu befallen. Der Douglas-Raum umfasst das Septum rectovaginale (den Raum zwischen der Vagina und dem Rektum), das hintere Gebärmutterband, die Seitenwand des Beckens und die Blase. Wenn tiefe Endometriose die Nerven der Seitenwand des

Beckens befällt, führt dies zu einer Neuropathie. Beide Arten der tiefen Endometriose, die eine schwere Form ist, stehen in engem Zusammenhang mit starken Schmerzen im Beckenbereich ebenso wie beim Stuhlgang und beim Sex, anatomischen Deformationen, Unfruchtbarkeit, Beinschmerzen und Darmbeschwerden wie etwa Blähungen, Verstopfung oder Durchfall. Meine chirurgische Behandlungsmethode bei **tief infiltrierender Endometriose** ist die gleiche wie die bei Verwachsungen im kleinen Becken (»frozen pelvis«).

Verwachsungen im kleinen Becken sind schrecklich. Alle Stadien der Endometriose sind auf ihre eigene Art schlimm, aber diese ist nicht zu übertreffen. Die Beckenorgane sind teilweise oder vollständig versteift. Das ist die weitreichendste Form der fortgeschrittenen Endometriose und die extremste Ausprägung der tief infiltrierenden Endometriose. Diese aggressive Art der Erkrankung umfasst alles, was in den drei vorhergehenden Klassifikationen beschrieben wurde, sowie ungewöhnlich tiefe infiltrierende Verwachsungen an den äußeren Grenzen von Beckenbändern, Nerven und Muskelgewebe. Tiefe fibrotische Knoten und tief infiltrierende Endometriose ersetzen die Weichteile im Becken durch eine sehr dichte Fibrose. Beckenorgane und -knochen kleben aneinander, wodurch das Becken vollständig oder teilweise erstarrt und unbeweglich wird. Es ist, als befände sich ein Betonblock darin. Obwohl die meisten Stadien der Endometriose auf Grundlage der Beckenbetrachtung während einer Laparoskopie diagnostiziert werden, kann ein erfahrener Endometriose-Chirurg während einer normalen Beckenuntersuchung in seiner Praxis bereits Verwachsungen im kleinen Becken diagnostizieren.

Hier folgt nun eine ausführlichere und einfache Erklärung, wie es zu den Verwachsungen im kleinen Becken kommen kann: Endometriotisches Gewebe kann sich in jedem Bereich des Körpers einbetten und ihn überfallen. Am häufigsten geschieht dies in der Bauchfellhöhle (Peritonealhöhle) des Beckens. Denken Sie daran, dass das Bauchfell (Peritoneum) jene Haut ist, die die Beckenorgane wie Blase, Nieren und Teile des Dickdarms vom Rest des Bauches trennt. Ein Endometriumherd ist ein Gewebe, das jenem im Inneren der Gebärmutter ähnelt. Daher unterliegt auch dieses Gewebe dem Einfluss der Hormone Östrogen und Progesteron und reagiert ähnlich. Und zwar: Es blutet. Mit anderen Worten, Minimenstruationen treten an den Stellen auf, an denen die Endometrioseherde sitzen, ausgelöst durch den schwankenden Hormonspiegel während des monatlichen Zyklus einer Frau. Im Gegensatz zu einer Periode wird jedoch das Menstruationsblut aus diesen Läsionen in der Bauchfellhöhle eingeschlossen, während das Immunsystem darum kämpft, diese Abfälle loszuwerden. Das Ergebnis des Kampfes zwischen den beiden Kräften ist eine Entzündung. Und die führt zu einer erhöhten Narbenbildung oder zu Verwachsungen. Letztere können innere Organe zusammenkleben, sich um sie herumwickeln, netzartige Strukturen von einem zum anderen Organ bilden oder sich ans Bauchfell anhaften. All diese Vorgänge verursachen starke Schmerzen. Wenn ein Chirurg die Bauchfellhöhle betrachtet und Verwachsungen sieht, die sich von den Eierstöcken zu den Eileitern, zu den Seitenwänden des Beckens und zum Douglas-Raum ausgebreitet haben, weiß er, dass dies nur der Anfang eines viel ernsthafteren Problems sein kann. Die Verwachsungen können sich auf tieferliegendes Gewebe ausbreiten und die Nerven, Lymphknoten und/oder Muskelschichten der Organe betreffen. Wenn die Verwachsungen tiefer reichen, verhärten sie die Weichteile und die Organe im Becken. Was als frühe Verwachsung in der Bauchfellhöhle begann, kann durch Fibrose zu einem steinfesten Gewebe werden.

Bringt der Gedanke an Endometrioseherde, die an Ihren Organen kleben und Minimenstruationen verursachen, Sie nicht dazu, sich innerlich zu winden? Oder der Gedanke an Ihre Organe, die aneinanderkleben oder von netzartigen Strukturen umwickelt sind? Menschen haben oft die Einstellung, wenn sie etwas Schlimmes nicht sehen, dann können sie es verdrängen. Warum überhaupt darüber nachdenken, wenn man es nicht sehen kann? Aber Frauen, die an einer schweren Form der Endometriose leiden, können sie nicht aus dem Kopf bekommen, weil sie sie jede Sekunde spüren. Die Krankheit lähmt sie. Das ist ihre zerstörerische Kraft.

Mein erster Schritt bei der Beckenuntersuchung einer Frau mit Verwachsungen im kleinen Becken ist, die festsitzende Gebärmutter zu erfühlen. Manchmal überzieht das erstarrte Gewebe auch Nerven und Blutgefäße, sowohl vor als auch hinter der Gebärmutter. Während einer vaginalen Untersuchung hat eine Patientin mit Verwachsungen im kleinen Becken extreme Schmerzen, da die Beckenorgane ihre gesamte Beweglichkeit verloren haben und die Verwachsungen an den anderen Organen ziehen. Gewöhnliche Körperfunktionen wie Stuhlgang, Blasenentleerung, Menstruation und Geschlechtsverkehr sind aufgrund der einschränkenden Narbenbildung und der veränderten Anatomie äußerst schmerzhaft. Darmverschluss, Nieren- und Harnleiterschwellung sowie Blasenfunktionsstörung werden häufig durch Verwachsungen im kleinen Becken verursacht.

Darüber hinaus gibt es mehrere äußere Symptome von Verwachsungen im kleinen Becken. Die Patientin kann während ihrer Periode starke Beinschmerzen haben, auch der Ischiasnerv kann weh tun. Sie ist möglicherweise nicht in der Lage, ihre Beine zu kreuzen oder sitzt sogar aufgrund von Schmerzen auf dem Steißbein. Die meisten Patientinnen mit Verwachsungen im kleinen Becken beklagen sich über schwerwiegende Veränderungen der Stuhlgewohnheiten, einschließlich Verstopfung, Durchfall, schmerzhaftem Stuhlgang und einem aufgeblähten Gefühl. Diese Patientinnen müssen häufig Wasserlassen, haben Schwierigkeiten beim Halten des Urins (verursacht durch verminderte Blasenkapazität) und Flankenschmerzen (Schmerzen rund um die Nieren), die durch einen verstopften und erweiterten Harnleiter (Ureter) verursacht werden. Die meisten Frauen in diesem Stadium der Endometriose haben keinen Geschlechtsverkehr mehr, weil sich Endometrioseherde auch im oberen Teil der Vagina befinden. Sex wäre für die meisten dieser Frauen unerträglich. Es ist auch üblich, dass Schmerzen nach dem Geschlechtsverkehr mehrere Tage lang andauern. Oft treten all diese Symptome zusammen auf.

Um Verwachsungen im kleinen Becken zu diagnostizieren, führe ich zunächst eine vaginale Ultraschalluntersuchung durch. Das Wichtige dabei ist, andere Krankheiten in der Gebärmutter und das Vorhandensein eines Endometrioms in den Eierstöcken ausschließen zu können. Danach folgt eine rektovaginale Untersuchung. Ich überprüfe, ob es Endometrioseherde im Enddarm und im oberen Teil der Vagina gibt. Danach schicke ich die Patientin zum MRT des Beckens, damit ich sehen kann, wie tief die Endometriose geht und wie der Zustand von Nieren, Harnleiter und Blase ist.

Die Operation im Fall von Verwachsungen im kleinen Becken ist, wie Sie sich vorstellen können, eine intensive Teamarbeit. Sie kann länger als sechs Stunden dauern. Ein Urologe, ein Kolorektalchirurg und bei Bedarf ein Gefäßchirurg stehen mit mir im Operationssaal. Wir alle sind Spezialisten in unseren Gebieten als fortgeschrittene laparoskopische Chirurgen.

Das sind also die Stadien der Endometriose. Das Wichtigste ist, dass Sie, unabhängig vom Stadium, in dem Sie sich befinden, behandelt werden müssen, und zwar je früher, desto besser. Die Krankheit muss erkannt und präzise behandelt werden – operativ, unter Zuhilfenahme einer hochauflösenden Kamera. Der Endometriosechirurg muss die akribischsten Techniken anwenden, wenn möglich auf Stromquellen verzichten (die das Gewebe thermisch schädigen oder die Eizellen beschädigen können, wenn um die Eierstöcke herum operiert wird) und in der Lage sein, alles fein zu vernähen. Wenn der Chirurg sich nicht an die Darm- und Blasenwände traut, bleibt erkranktes Gewebe zurück. Die Symptome bleiben dann bestehen und verschlimmern sich.

Je länger eine erkrankte Frau unbehandelt bleibt, desto stärker breitet sich die Endometriose aus und desto größer ist das Potenzial, dass lebenswichtigere Organe und die Lebensqualität der Patientin insgesamt beeinträchtigt werden. Aus diesem Grund ist es wichtig, die Symptome zu kennen, sie ernst zu nehmen, wenn sie auftauchen, und so schnell wie möglich die richtige Diagnose und Behandlung zu erhalten. Die Abbildungen mit den Nummern 1, 4, 5, 6, 7, 8, 9A, 9B und 10 im Bildteil ab Seite 130 zeigen, welche Organe von der Endometriose betroffen sind.

6 Tabuthema Menstruation

Schmerzhafte Perioden sind der stärkste Hinweis auf Endometriose. Sie sind das, was ich als »das erste Leitsymptom« der Krankheit bezeichne. In Kapitel 3 habe ich die sogenannte retrograde Menstruation erläutert. Mit der Regelblutung beginnt fast immer der Schmerz bei einer von dieser Krankheit betroffenen Frau, und es geht oft schon mit der allerersten Menstruation los. Bei einem 13-jährigen Mädchen würde ich niemals nur aufgrund einer schmerzhaften Menstruation Endometriose diagnostizieren. Sie würde mich aber veranlassen, nach weiteren Symptomen zu suchen, die das Auftreten der Krankheit bestätigen könnten. Schmerzhafte Regelblutungen bei Jugendlichen sind ein Leitsymptom und werden von intestinalen Beschwerden wie Blähungen, Übelkeit und Erbrechen begleitet. Diese Symptome haben ihren Ursprung im Bauchfell und werden höchstwahrscheinlich durch eine Reizung aufgrund retrograder Blutungen verursacht.

Eine große Hürde bei der Frühdiagnose der Endometriose bildet, wie bereits erwähnt, das Tabu, offen über die Menstruation zu sprechen. Die überwiegende Mehrheit meiner Patientinnen hatte ab der ersten Periode besonders große Schmerzen, aber sie erzählten niemandem davon, weil es ihnen peinlich war. Die Frauen wussten nicht, dass Schmerzen eines solchen Ausmaßes nicht normal waren, oder Ärzte und Angehörige wichen aus, als sie es thematisierten. So entschieden sie sich zu schweigen und damit zu leben. So wird das erste Leitsymptom der Endometriose oft als »Frauenleiden« abgetan und ignoriert.

Ich bin der festen Überzeugung, dass es in der Verantwortung der Erwachsenen liegt, Jugendliche, sowohl Mädchen als auch Jungen, über die Menstruation aufzuklären. Ich würde sogar sagen, dass es eine Notwendigkeit ist, damit die Stigmatisierung aufhört und wir eine Chance haben, diese Krankheit bereits bei ihrer Entstehung zu erkennen und nicht erst nachdem Frauen jahrelang gelitten haben. Teenagern sollte erklärt werden, was die Menstruation ist, was dahintersteckt und dass sie für Mädchen genauso natürlich ist wie die körperlichen Veränderungen, die männliche Jugendliche durchmachen. Das Gespräch mit einem Jungen über dieses Thema wird wahrscheinlich weder sehr lang noch sehr emotional sein. Das muss es auch nicht. Der Verruf, in den die Periode geraten ist, wird fortbestehen, wenn Männer nicht in das Gespräch darüber eingebunden werden. Die männliche Haltung zur Menstruation, zu der wenig schmeichelhafte Witze gehören, oder auch der Versuch, das Thema komplett zu meiden, ist eine der Hauptursachen für das Stigma, und Erziehung kann dazu beitragen, dass sich dies ändert. Wenn junge Männer erfahren, dass diese Krankheit ihre Großmütter, Mütter, Schwestern oder Töchter betreffen kann, sind sie bereits sensibilisiert.

Mädchen im Teenageralter sollten zusätzlich darüber aufgeklärt werden, was sie erwartet, wenn sie ihre erste Regelblutung bekommen, wann sie damit rechnen können und wie sie körperlich, emotional und sozial am besten damit umgehen. Sie sollten aufgefordert werden, Fragen zu stellen, und sie sollten darauf die Antworten bekommen, die sie suchen und brauchen, ohne sich schämen zu müssen. Mädchen sollten ermutigt werden, ihre Symptome zu beobachten und sie mit einem Frauenarzt zu besprechen, der ihnen zuhört. Die Erwachsenen, die die Mädchen zu diesem Thema aufklären, können auch ihre Väter oder männliche Ärzte sein. Aufgrund meiner beruflichen Tätigkeit und meines Fachwissens kann ich mit meinen Töchtern über Menstruation sprechen, wie viele Väter es mit ihren Söhnen über Sport tun. Manchmal ist sie sogar unser Gesprächsthema beim Abendessen! Eine Frau hat aber eine wichtige Vorbildrolle, sie ist jemand, dem das Mädchen vollkommen vertraut, und jemand, der die Erfahrung selbst gemacht hat oder macht. Daher ist sie die ideale Person für solche Gespräche, ganz gleich ob Mutter, Schwester, Tante, Großmutter, Vormund oder eine enge Freundin. Wie auch in anderen Fällen kann diejenige Person am besten aufklären, die das meiste Wissen und die größte Erfahrung hat und das Thema am besten versteht.

Die Vertrauensperson, die dem Mädchen Rat gibt, sollte ihm jedoch nicht die Verantwortung über die Gesprächsführung überlassen. Sie sollte nicht darauf warten, dass das Mädchen von sich aus Fragen stellt, da es das möglicherweise nie tun wird. Eine Mutter sollte beispielsweise das Verhalten und die Verfassung ihrer Tochter beobachten, um herauszufinden, ob sie körperliche Veränderungen durchmacht. Die Mutter sollte Schularbeiten, sportliche Aktivitäten, Hobbys und Beziehungen zu Freundinnen und Familienmitgliedern genau im Blick haben. Wie verhält sich die Tochter? Wie ist ihre Stimmung? Treten Probleme in der Schule oder in einem anderen Bereich auf, die es vorher nicht gab? Sie sollte zärtlich, vertrauenerweckend und verständnisvoll vorgehen, da das Einsetzen der Periode wahrscheinlich die größte körperliche und hormonelle Veränderung im jungen Leben des Mädchens ist.

Natürlich ist das leichter gesagt als getan. In manchen Kulturen gilt die Menstruation immer noch als etwas Schmutziges. Es gibt heute immer noch Länder, in denen Frauen jeglichen Alters, während sie menstruieren, aus der Gemeinschaft verbannt werden. Oder in denen sie während ihrer Regel bestimmte Dinge, etwa Nahrungsmittel, nicht berühren dürfen. Es ist schwer zu glauben, dass so etwas im 21. Jahrhundert noch passiert, aber alles ist möglich, wenn es an Bildung fehlt.

Die Autorin und Künstlerin Rupi Kaur schuf im März 2015 eine Fotoserie mit dem Titel »period« (Periode). Das Projekt fand im

Rahmen eines Kurses im Fach Visuelle Rhetorik an der University of Waterloo in Ontario, Kanada statt. Sie und ihre Schwester Prabh Kaur inszenierten in ihren Fotos eine Frau, die ihre Regel hatte. Ein Foto zeigt eine seitlich auf dem Bett liegende Frau, auf ihrer Hose und auf dem Bettlaken sind Blutflecke. Ein anderes Foto zeigt das Innere einer Toilettenschüssel, das Wasser färbt sich rot. Auf einem nächsten Foto sieht man die Füße einer Frau in einer Dusche, Blut tropft hinab, und auf einem anderen liegt eine Frau auf dem Bett und drückt sich eine Wärmflasche auf den Unterbauch. Rupi schrieb zu den Fotos folgenden Begleittext:

> »Ich blute jeden Monat, damit die Menschheit weiterexistiert. Mein Leib ist die Heimat des Göttlichen. Eine Quelle des Lebens für unsere Art, ganz gleich, ob ich beschließe, Leben zu gebären oder nicht. Das wird aber nur sehr selten so gesehen. In älteren Kulturen war dieses Blut heilig. In einigen ist es das heute noch. Die meisten Menschen, Gesellschaften und Gemeinschaften verschließen aber die Augen vor diesem natürlichen Vorgang. Manche fühlen sich wohler, wenn sie Frauen in pornografischen Posen sehen. Sie haben kein Problem damit, wenn die Frau sexualisiert wird. Wenn sie geschlagen und erniedrigt wird. Darüber empören sich die meisten Menschen nicht. Aber wenn wir menstruieren, reagieren sie verärgert und verstört. Wir gelten dann als schmutzig. Es heißt, wir würden nach Aufmerksamkeit suchen. Wir wären krank. Eine Bürde. Als ob es ein weniger natürlicher Vorgang wäre als das Atmen. Als ob es nicht die Verbindung zwischen diesem Universum und dem letzten wäre. Als ob es nicht Liebe wäre. Mühe. Leben. Selbstlos und schön.«[12]

Rupi war nicht bewusst, dass ihr Projekt weltweit für Empörung sorgen würde, was ihr Anliegen jedoch noch stärker unterstrich. Sie postete eins der Fotos aus der Serie auf Instagram. Das Foto war so »aufsehenerregend«, dass Instagram es entfernte. Rupi postete dasselbe Bild eine Stunde später erneut. Nachdem das soziale Netzwerk das Foto ein zweites Mal gelöscht hatte, postete Rupi einen Screenshot mit der Benachrichtigung, die sie von Instagram erhalten hatte, und schrieb dazu, was sie davon hielt. Sie teilte ihren Frust auch in einem Facebook-Post mit, der viral ging. Als sich die Geschichte des entfernten Fotos schnell auf der ganzen Welt verbreitete, erhielt Rupi wütende Kommentare, darunter befanden sich Todesdrohungen von Menschen, die sich über ihr Foto empörten. Schließlich entschuldigte sich Instagram bei ihr und stellte das Foto wieder online.

Die *Huffington Post* berichtete von Rupis Projekt und den weltweit provozierten Reaktionen, und die Künstlerin schilderte, wie ihr die Idee zu dieser Fotoserie gekommen war. Sie habe sich eines Tages gefragt, warum sie ihre Tampons und Binden immer vor den Blicken anderer verbarg und warum sie sich so schämte, anderen von ihren Regelschmerzen zu erzählen. »Warum tue ich das? Warum verstelle ich mich?«, fragte sie sich. »Es ist ja nichts Schlimmes.«[13]

Rupi erzählte der *Huffington Post* auch, dass sie Endometriose hatte. Eine Diskussion über diese Krankheit anzukurbeln, war zwar nicht das Hauptanliegen ihres Projekts, aber sie generierte indirekt eine enorme Aufmerksamkeit für Endometriose, indem sie die Wurzel dessen beleuchtete, warum so wenige Menschen davon wissen oder darüber reden: weil die Menstruation tabuisiert wird. Rupi ist Künstlerin, aber sie ist auch eine Pionierin beim Versuch, die Menstruation zu entstigmatisieren. Diese Debatte muss fortgesetzt werden, und wir *alle* müssen erkennen, dass wir ein Teil davon sind.

Es ist wichtig, dass eine Frau mit starken Regelschmerzen sich

Gehör verschafft und dass ihr früh beigebracht wird, sich dazu zu äußern. Wann sollte sie etwas sagen? Wie viel Schmerz ist normal? Wie viel ist zu viel? Wie lange dauert eine normale Periode? Wie viel Blutfluss ist normal? Dabei ist »normal« relativ. Wenn eine Frau mehrere Tage lang stark blutet, wenn sie jeden Monat während ihrer Regel Schmerzen im Unterleib oder im Bauchbereich hat und diese so stark sind, dass sie nicht richtig gehen kann, sich in der Schule oder am Arbeitsplatz krankmelden muss, dann ist es definitiv etwas, worüber sie mit einem Arzt sprechen sollte. Ebenso, wenn der Schmerz länger als ein paar Tage andauert oder auch nach dem Ausklingen der Periode bestehen bleibt. Wenn es sehr stark weh tut und Symptome wie Magen-Darm-Beschwerden, Erbrechen, Durchfall, schmerzhafter Stuhlgang, Rücken- oder Beinschmerzen auftreten, dann sollte sie sich ebenfalls untersuchen lassen. Sie muss sich darauf verlassen können, dass ihr jemand zuhört und eine Idee davon hat, was nicht stimmen könnte. Diese Verantwortung tragen Eltern, Ehemänner, Lehrerinnen, Berater, Krankenschwestern und Ärzte.

Die einfache und unkomplizierte Frage, die jeder Frau gestellt werden sollte, wenn sie ständig unter quälenden Schmerzen leidet, wird jedoch selten gestellt: »Treten diese Symptome mit Ihrer Periode auf?« Alle Ärzte sollten das fragen, auch Kinderärzte, die die meisten ihrer Patientinnen kennen, seit sie Babys waren. Wenn Sie eine Freundin, Mutter, Tochter oder Schwester haben, von der Sie, auf der Basis dessen, was Sie bisher gelesen haben, glauben, dass sie Endometriose hat, stellen Sie ihr genau diese einfache Frage zu ihren Schmerzen. Und wenn sie »Ich weiß nicht« antwortet, sagen Sie ihr, dass sie die Symptome ein paar Monate lang genau beobachten solle. Wenn sie »Ja« antwortet, geben Sie ihr dieses Buch. Nach Jahren, in denen sie gelitten hat und sich hoffnungslos fühlte, haben Sie möglicherweise dazu beigetragen, dass sie korrekt diagnostiziert und erfolgreich behandelt wird.

7
Killerkrämpfe

Leichte Krämpfe während der Menstruation sind normal. Sie sind zwar unangenehm, aber ein rezeptfreies Schmerzmittel sollte genügen, damit eine Frau den Tag gut übersteht. Killerkrämpfe hingegen sind das zweite Leitsymptom der Endometriose, und sie sind keine normalen Kontraktionen. Sie gehen häufig mit einer sehr starken und längeren Blutung einher und das Blut ist normalerweise geronnen. Killerkrämpfe sind bei Jugendlichen uterinen Ursprungs, aber in späteren Jahren, wenn sich die Krankheit ausgebreitet hat, sind sie Anzeichen einer fortgeschrittenen Endometriose. Der Schmerz bei Killerkrämpfen ist so heftig, dass er den Alltag einer Frau völlig verändert. Sie kann möglicherweise nicht zur Arbeit oder Schule gehen und muss mehrere Tage am Stück zu Hause bleiben. Anderen Aktivitäten kann sie ebenfalls nicht nachgehen. Sie ist möglicherweise nicht in der Lage, mit ihren Kindern zu spielen oder sie zu ihren Freunden zu bringen. Mitten in einem Meeting oder bei einer Verabredung muss sie sich womöglich entschuldigen und einen geschützten Ort finden, wo sie sich hinlegen kann, um sich auf ihre Atmung zu konzentrieren und mit mentaler Stärke den Schmerzschub auszuhalten. Vielleicht kann sie aber nicht einmal aus dem Bett aufstehen. Killerkrämpfe bereiten allem, was sie gerade tut oder tun will, ein jähes Ende. Sie sind nicht nur ein Ärgernis, mit dem sie fertigwerden muss, wie normale Krämpfe es sind. Sie übernehmen die Kontrolle über ihr Leben. Sie geben das Kommando.

Dieses Symptom korreliert mit dem ersten Leitsymptom, der schmerzhaften Periode. Der Grund, warum ich sie als zwei getrennte Symptome aufliste, ist, dass schmerzhafte Perioden mehr als nur Killerkrämpfe implizieren können. Als Lauren ihre Periode hatte und im Badezimmer zusammenbrach, nachdem sie das Baby ihrer Freundin im Arm gehalten hatte, wurde sie von Killerkrämpfen übermannt. Ihre Endometriose hatte sich so stark ausgebreitet, dass der starke Schmerz, den sie fühlte, in ihrem gesamten Beckenbereich und in ihren Beinen lokalisiert war.

Killerkrämpfe können sich zunächst wie normale Krämpfe anfühlen, plötzlich erhöht sich aber das Schmerzlevel und setzt einen außer Gefecht. Sie können nicht nur während der Menstruation, sondern auch während des Eisprungs auftreten.

Eve wurde Mitte der 1980er-Jahre meine Patientin, als ich mit einem anderen Arzt zusammenarbeitete, und sie blieb meine Patientin, als ich 1987 meine eigene Praxis eröffnete. Sie war etwa 30 Jahre alt, als sie mich das erste Mal aufsuchte, und sie hatte jahrelang an einer nicht diagnostizierten Endometriose gelitten. Verschiedene Symptome deuteten auf die Krankheit hin. Obwohl ihre Regelblutung schwach war, litt sie unter extremen Beinschmerzen. Das schlimmste Symptom, mit dem sie konfrontiert war, waren Krämpfe. Sie setzten mit der ersten Periode ein, die sie mit 13 bekam. Sie hielten drei volle Tage an. »Wenn ich jetzt die Augen schließe, erinnere ich mich daran, als wäre es gestern gewesen. Ich werde sie nie vergessen«, erzählte Eve. »Der Schmerz ließ mich buchstäblich aus den Latschen kippen. Ich ging zur Schule, weil meine Mutter mich dazu zwang. Sie nahm mir nicht ab, dass es so schlimm war. Sie hatte nie Regelschmerzen. Manchmal merkte sie nicht einmal, dass sie ihre Periode hatte. Ich dachte immer: ›Warum kann es bei mir nicht auch so sein?‹«

In der Schule saß sie dann mit angewinkelten Beinen und an die Brust gedrückten Knien an ihrem Platz. Es war der Versuch, eine Position zu finden, in der sie sich trotz Schmerzen auf die Unterrichtsstunden konzentrieren konnte. Als sie nach Hause kam, legte sie sich gekrümmt auf ihr Bett und konnte sich nicht bewegen. »Ich nahm meinen Hund und setzte ihn auf meinen Bauch. Durch die Wärme und den Druck ließen die Schmerzen zeitweise etwas nach.«

Sobald sie alt genug war, um ohne ihre Mutter zum Arzt zu gehen, tat sie es. »Mein Gynäkologe meinte, das sei normal. Ich sagte: ›Wie bitte? Das ist auf keinen Fall normal!‹ Aber er hörte mir nicht zu.« Sie wusste nicht, an wen sie sich sonst wenden sollte, also litt sie jahrelang weiter im Stillen. Als sie älter wurde, versuchte sie immer noch, eine Position zu finden, in der sie sitzen oder liegen konnte, nur dass sie an ihrem Schreibtisch im Büro saß. Wärme und Druck spendete nun nicht mehr der Hund, sondern gleich mehrere Wärmflaschen.

Eve nahm auch viele verschiedene Schmerzmedikamente hochdosiert ein. Es war, als schütte man ein kleines Wasserglas in ein riesiges loderndes Feuer. »Es war, als würde ich Geburtswehen durchleiden, die nie aufhörten«, sagte sie. »Dann breitete sich der Schmerz in meinem Darm so aus, dass ich das Gefühl hatte, er würde explodieren. Es war eine sehr emotionale Zeit. Ich war komplett am Ende.«

Krämpfe sind normal, Killerkrämpfe sind es nicht. Jede Frau mit Endometriose wird versuchen, sich selbst davon zu überzeugen, dass die Vorgänge in ihrem Körper nichts Außergewöhnliches sind, insbesondere wenn andere Menschen, einschließlich Ärzte, ihr das sagen. Sie wird nicht kürzertreten. Aber denken Sie daran, dass die Schmerzen, die Sie spüren, echt sind, egal was andere Ihnen weismachen wollen. Ihr Gehirn wird Ihnen sagen, dass etwas nicht stimmt. Wenn der Schmerz überhandnimmt, dann geben Sie nach. Kämpfen Sie nicht dagegen an, denn Sie werden nicht gewinnen.

8
Schmerzen beim Geschlechtsverkehr

Das dritte Leitsymptom der Endometriose sind Schmerzen beim Sex. Eine starke Regelblutung und Killerkrämpfe sind eine private Angelegenheit und sie betreffen zunächst einmal und in erster Linie die jeweilige Frau. Wenn sie jedoch Schmerzen beim Sex verspürt, wird auch ihre Partnerschaft in Mitleidenschaft gezogen – und das Thema wird noch privater und persönlicher. Es fällt einer Frau sehr schwer, offen über ihre körperlichen Probleme beim Geschlechtsverkehr zu sprechen. Wenn eine Patientin zum ersten Mal in meine Praxis kommt und mir ihre Symptome schildert, spricht sie diese Probleme selten von sich aus an. Ich muss meistens mehrmals nachfragen, ob es da ein Problem gibt, bevor sie es zugibt. Diese Information ist wichtig, weil sie mir dabei hilft, ihr Schmerzlevel zu bestimmen und die Endometriose im Körper zu lokalisieren. Und für sie ist es wichtig, sich darüber im Klaren zu sein, dass es nicht nur um ihre körperliche Gesundheit geht, sondern auch um Spannungen in ihrer Partnerschaft, die die Beziehung sogar zerstören können.

Wie kommt es dazu, dass Endometriose Schmerzen beim Sex verursacht? Wie bereits erwähnt, wird der Bereich hinter der Gebärmutter, die taschenförmige Aussackung des Bauchfells, Douglas-Raum genannt. Normalerweise ist das Bauchfell hier glatt, ein hautähnliches Gewebe zwischen Gebärmutter und Enddarm (Rektum), das bis ans hintere Scheidengewölbe heranreicht. Das Bauchfell trennt im Normalfall diese Organe voneinander. Bei Endometriose kommt es aber dazu, dass sich Vagina und Rektum verkleben. Daher sind die Schmerzen während des Geschlechtsverkehrs stark. Sie werden durch die Entzündungsherde und die Fibrose verursacht, durch die die Vorderwand des Rektums und die Rückwand der

Vagina miteinander verwachsen. Normalerweise ist der obere Teil der hinteren Vagina beweglich und dehnt sich beim Geschlechtsverkehr aus – nicht aber bei Endometriose. Der Schmerz kann bei bestimmten Stellungen stärker sein als bei anderen, je nachdem, wo sich die Endometrioseherde befinden und wie weit die Krankheit fortgeschritten ist. Wenn sie sich weit ausgebreitet hat, hat die Frau bei jeder Stellung Schmerzen. Siehe die Abbildung Nummer 16 im Bildteil auf Seite 146.

Es kommt oft vor, dass sich eine Frau, für die der Geschlechtsverkehr schmerzhaft ist, nicht darüber beklagt. Sie nimmt es hin, vielleicht weil sie den intimen Moment nicht unterbrechen möchte. Oder aus Angst, dass ihr Partner sie verlässt. Vielleicht liebt sie ihren Partner auch so sehr, dass sie sich gegen alles wehrt, was zwischen ihnen stehen könnte. Für sie sind der emotionale Aspekt und die Intimität beim Sex so wichtig, dass sie dafür den körperlichen Schmerz erträgt. Manchmal weigert sich eine Frau sogar unbewusst, sich einzugestehen, dass sie diese Schmerzen hat, weil sie sich vor der Reaktion ihres Partners fürchtet. Sie will nicht, dass er ihr vorhält, Liebe oder Intimität zu verweigern oder kein Interesse an ihm zu haben. Deshalb macht sie sich lieber vor, alles sei in Ordnung.

Der Mann kann nur schwer nachvollziehen, was die Frau durchmacht, wenn sie ihre Schmerzen beim Sex so gut überspielt. Er könnte auch denken, dass Sex für seine Partnerin ein wenig unangenehm ist, sich aber keine weiteren Gedanken darüber machen, da sie es nicht von sich aus anspricht. Selbst ein Paar, das seit vielen Jahren eine enge Beziehung führt, kann ins Straucheln geraten, wenn Endometriose dazu führt, dass die Häufigkeit des Intimverkehrs abnimmt. Diese Situation habe ich bei vielen Patientinnen beobachtet und es ist ein weiterer Grund dafür, warum es so wichtig ist, Endometriose früh zu erkennen und zu behandeln. Niemand möchte, dass sie ein Stadium erreicht, in dem sie sich aufs Intimleben auswirkt.

Eine meiner Patientinnen, Beth, war elf Jahre alt, als sie ihre Periode bekam – und sie war extrem schmerzhaft. »Ich war in der Schule, als es passierte, und kam weinend nach Hause, weil ich in meinem Leben noch nie solche Schmerzen gehabt hatte«, berichtete sie. »Von da an hatte ich jeden Monat drei oder vier Tage lang unerträgliche Schmerzen. Ich ging ins Krankenhaus, wo man mir sagte: ›Du bist eine Frau, das ist normal.‹ In den nächsten fünf Jahren war es wirklich schlimm. Als ich 16 war, rollte ich mich während der Menstruation regelmäßig zusammen, manchmal wurde ich auch ohnmächtig. Dann wurde mir die Pille verschrieben, aber das hat nichts gebracht. Ibuprofen auch nicht. Als ich auf die Uni kam, ging ich einfach davon aus, dass ich mich während meiner Periode immer zurückziehen werden müsse. Ich würde mein Leben immer um diese drei bis fünf Tage im Monat herum planen müssen.«

Ihre erste sexuelle Erfahrung hatte sie mit ihrem Freund von der Uni, als sie 19 war. »Es war schrecklich«, erzählte sie. »Es war nicht so schmerzhaft wie meine Menstruationsbeschwerden, aber es war sehr unangenehm. Es fühlte sich nicht richtig an, nicht normal. Auch die Untersuchungen beim Frauenarzt waren unglaublich schmerzhaft für mich. Der Arzt sagte aber nur: ›Was ist los? Entspannen Sie sich. Das sollte nicht weh tun.‹ Ich hatte jedes Jahr große Angst, zum Arzt zu gehen.«

Beth ist heute 32 und verheiratet. Sie und ihr Mann waren sechs Jahre lang zusammen, bevor sie sich verlobt haben. Sie waren bereits seit einer Weile ein Paar, als ich 2012 bei ihr eine Endometriose diagnostizierte und sie operierte. Die Krankheit hatte ihr Sexualleben in den Jahren vor der Operation beeinflusst. Ihr Mann wusste, dass sie Schmerzen beim Geschlechtsverkehr hatte. Sie erzählte, dass sie manchmal einige Monate am Stück keinen Sex hatten. »Es war nicht einfach, sicher nicht«, sagte Beth. Aber das starke emotionale Band zwischen ihnen half dabei, diese Zeit gemeinsam zu überstehen.

»Ich habe ihn so sehr geliebt, dass ich ihm körperlich nah sein wollte. Das war mir wichtiger als mein eigenes Wohlbefinden«, erklärte Beth. »Gleichzeitig war er sehr respektvoll und vorsichtig. Er wusste, dass es ein körperliches Problem war und verhielt sich sehr verständnisvoll. Wenn Sex für ihn an erster Stelle gestanden hätte, hätten wir es nicht geschafft. Da Intimität in einer Beziehung aber so wichtig ist, war es schon frustrierend, wenn wir nicht so oft miteinander schlafen konnten, wie wir es uns eigentlich wünschten. Wir können zum Glück auch auf geistiger Ebene sehr viel miteinander teilen. Es ist nicht einfach, aber man kann es definitiv gemeinsam schaffen, wenn die Liebe da ist.«

9
Schmerzen beim Stuhlgang

Das vierte Leitsymptom der Endometriose sind Schmerzen beim Stuhlgang bzw. bei der Darmbewegung. Nachdem die Nahrung, die Sie zu sich genommen haben, Ihren Verdauungstrakt durchlaufen hat, bewegt sich der Kot durch den Darm und wird ausgeschieden. Das Charakteristikum dieses Leitsymptoms sind unfassbar starke Schmerzen. Wir alle kennen schmerzhaften Stuhlgang, das ist nichts Ungewöhnliches. Was aber durch Endometriose verursacht werden kann, ist etwas völlig anderes und viel heftiger. Das gepaart mit Verstopfungen während der Menstruation oder Schmerzen beim Sex sind eindeutige Anzeichen dafür, dass der Dickdarm von Endometriose befallen ist.

Im Jahr 2015 habe ich eine Patientin namens Monique fünfeinhalb Stunden lang operiert – in ihrem Inneren herrschte ein totales Durcheinander. Ich entfernte Endometrioseherde, Myome, ihren Wurmfortsatz, einen Teil des Dünndarms, einen Eierstock und einen Eileiter. Eines ihrer vielen Symptome waren schmerzhafte Stuhlgänge.

»Wenn ich auf der Toilette saß, war nicht das Drücken das Problem, was die meisten Menschen ja kennen. Nein, es fühlte sich so an, als würde mein Darm von Tausenden Rasierklingen durchschnitten, wenn der Kot durchging«, schilderte sie.

Monique stellte nach ein paar Monaten fest, dass die Schmerzen beim Stuhlgang nur während ihrer Periode auftauchten. Das teilte sie ihrer Frauenärztin mit. »Als ich es ihr erzählte, sagte sie nur: »Okay. Mhm.« Und das war's, wir haben nicht weiter darüber gesprochen. Sie hat nie gesagt, dass es an diesem oder jenem hängen könnte. Hat mir keine Fragen dazu gestellt. Ich hatte ihr gerade mitgeteilt, dass es sich anfühlte, als würde ich Rasierklingen ausscheiden – es war so wahnsinnig schmerzhaft –, und sie zeigte keinerlei Besorgnis.«

Ähnlich wie bei den Schmerzen beim Geschlechtsverkehr ist es für niemanden leicht, über etwas so Intimes wie die Darmtätigkeit zu sprechen. Was mich am meisten an Moniques Geschichte stört, ist, dass ihr klar war, dass etwas mit ihr nicht stimmte. Sie hatte den Mut, ihrer Ärztin davon zu erzählen, die tat ihre Schilderung aber als keine große Sache ab. Ärzte können Endometriose, die den Wurmfortsatz betrifft, leicht erkennen. Aber erfahrene gynäkologische Chirurgen sowie Allgemeinchirurgen übersehen häufig die Endometriose im Darm, wie etwa im Rektum und im Sigmadarm (der vierte und letzte Teil des Dickdarms). Selbst Gastroenterologen übersehen während einer Darmspiegelung fast immer die dort vorkommende Endometriose. Wir alle haben gelegentlich schmerzhafte Stuhlgänge, aber nur wenige vergleichen sie mit dem Gefühl, von Rasierklingen zerschnitten zu werden. Wenn dieses Symptom bei Ihnen in Verbindung mit Verstopfung auftritt, insbesondere während Ihrer Periode, und Ihr Arzt Ihnen nichts weiter als ein »Okay« oder ein »Mhm« entgegnet, dann konsultieren Sie einen anderen Arzt und stellen Sie sicher, dass er Endometriose als eine mögliche Diagnose in Betracht zieht.

10
Neuropathie

Das fünfte Leitsymptom ist die Neuropathie (Nervenkrankheit). Darunter versteht man Schmerzen, die durch geschädigte Nervenfasern verursacht werden. Es kann sein, dass endometriotisches Narbengewebe an einem Nerv zieht oder dass die Krankheit den Nerv direkt angreift. Die Schmerzen machen sich im Allgemeinen im Rücken, in den Beinen (Ischiasnerv) oder im Schritt bemerkbar. Je größer der Schmerz, desto wahrscheinlicher ist es, dass eine Läsion direkt auf einen Nerv drückt.

Neuropathie ist Ihnen in diesem Buch bereits in Laurens Geschichte begegnet. Ihre Schmerzen waren weit verbreitet und betrafen sogar Rücken und Beine. Mit großer Mühe konnte ich sehr viel befallenes Gewebe rund um die Nerven entfernen, besonders bei jenen tief in den Beckenflanken, die die Beine in Mitleidenschaft ziehen. »Meine Beine, der untere Rücken, die Flanken und die Hüften taten mir immer weh, neben all den anderen Schmerzen, die ich sonst noch hatte«, erzählte Lauren. »Vor der Operation hatte ich große Schwierigkeiten beim Laufen. Es kommt mir seltsam vor, wenn ich jetzt daran denke, aber ich watschelte wie eine Ente – so weh tat es. Ich konnte nicht gerade gehen, egal wie sehr ich mich bemühte. Es war ein stark pochender, ständiger, stechender Schmerz, vor allem, wenn ich mich viel bewegte.«

Kurz nach der zweiten Laseroperation, die 2011 an Annie Rose durchgeführt wurde, bekam sie so starke Schmerzen im linken Bein, dass sie kaum noch gehen konnte. Sie rief den Arzt an und sagte ihm, es fühle sich an, als würde sie von Tausenden Wespen gleichzeitig gestochen werden, und dass sie sich sicher sei, dass die Endometriose sich in ihrem Bein ausgebreitet hatte. »Er sagte, das könne unmöglich passieren«, schilderte Annie Rose. »Er meinte, er habe alle Herde zerstört, außerdem würde Endometriose immer nur im Beckenbereich auftreten, sie könne also nicht mein Bein betreffen. Aber ich hatte mich erkundigt und wusste, dass er nicht recht hatte. Ab dem Zeitpunkt konnte ich also nicht einmal mehr meinem Arzt trauen.« Kurze Zeit später brach sie in einem Aufzug bei der Arbeit zusammen. Ihre Beine taten so weh, dass sie nachgaben. Anschließend verlor sie fast alle Beweglichkeit im linken Bein. »Ich musste es quasi mechanisch mit den Armen bewegen, damit es funktionierte«, sagte sie.

Jessica, die der Auffassung ist, Endometriose »beweise, wie körperlich und geistig fit eine Frau wirklich ist«, hatte während ihres Studiums so starke Beinschmerzen, dass sie Schwierigkeiten hatte, aus dem Bett aufzustehen und in die Vorlesungen zu gehen. Sie hatte sich mehreren erfolglosen Laseroperationen unterzogen, bevor sie 2012 auf mich stieß. Ich führte eine laparoskopische Operation (Exzision) durch, nachdem ich einen Fall von fortgeschrittener Endometriose diagnostiziert hatte, der die Nerven in ihren Beinen betraf. Daher kamen die Schwierigkeiten beim Gehen.

Diese und andere Geschichten über Neuropathie bei meinen Patientinnen könnten auch im Kapitel »Fehldiagnosen« stehen. Neuropathie ist ein wichtiges Symptom der Endometriose, sie wird von Ärzten jedoch oft auf etwas zurückgeführt, das nicht mit der Krankheit zusammenhängt.

Elisa, eine Patientin aus Staten Island, hatte mehrere Monate lang schreckliche Beinschmerzen. Ihr Ischiasnerv, der bis in das Bein reicht, wurde durch Endometrioseherde im Becken zusammengedrückt. Ihre Ärztin war jedoch mit Endometriose nicht vertraut, weshalb sie sie nie als Schmerzquelle in Betracht zog. »Ich dachte, es wäre eine Tendinitis (Sehnenentzündung), weil meine

Ärztin davon ausging«, sagte Elisa. »Mein Bein wurde ruhiggestellt, aber das hat nicht geholfen. Dann ging ich zur Akupunktur und Physiotherapie, was auch nicht geholfen hat.«

Wie bei allen bereits aufgeführten Symptomen der Endometriose ist im Fall einer Neuropathie noch nicht eindeutig auf diese Krankheit zu schließen. Aber Beinschmerzen in Verbindung mit anderen Symptomen, die sich während der Menstruation verschlimmern, können darauf hinweisen, dass die Endometriose sich aufs Bein auswirkt und die Nerven stört. Wenn Sie eines oder alle der klassischen Symptome einer Endometriose aufweisen und dann die Neuropathie einsetzt, lassen Sie sich behandeln, bevor weitere Schäden auftreten. Eine Erkältung ist auch nur eine Erkältung, bis sie, ignoriert oder falsch diagnostiziert, zu einer Bronchitis, Nasennebenhöhlenentzündung oder Lungenentzündung wird. Bei Endometriose und wie bei jeder anderen Krankheit ist das auch nicht anders. Je mehr Zeit vergeht, bevor die Behandlung einsetzt, desto mehr kann sie sich im Körper ausbreiten und desto langfristigere gesundheitliche Komplikationen können daraus folgen.

11
Vier Fehlgeburten und ein Baby

Fruchtbarkeitsprobleme werden am stärksten mit Endometriose assoziiert. Es kommt oft vor, dass eine Frau, die nicht schwanger wird, an Endometriose leidet, aber keine schweren Symptome hat. Dieser Fall wird als »stille Endometriose« bezeichnet. Diese sogenannten »stillen Betroffenen« drängen eifrig in die Wartezimmer von Fertilisationskliniken, in der Hoffnung, doch noch ein Kind gebären zu können. Bei der In-vitro-Fertilisation werden der Frau Eizellen entnommen, mit Spermien befruchtet und in die Gebärmutter eingesetzt. Diesen Frauen wird oft nicht gesagt, dass sie vielleicht unter Endometriose leiden, und die In-vitro-Versuche scheitern meistens. Wenn diese Patientinnen fragen, ob Endometriose nicht die Ursache für ihre Unfruchtbarkeit sein könnte, versichern ihnen viele Fertilitätsspezialisten fälschlicherweise, dass Endometriose keinen negativen oder wesentlichen Einfluss auf die Empfängnis habe. Manchmal behaupten sie sogar, eine Schwangerschaft könne die Endometriose heilen. Wenn mehrere Versuche fehlgeschlagen sind, wird diesen Patientinnen, die zu diesem Zeitpunkt zwischen 35 und 40 Jahre alt sind, mitgeteilt, dass ihre Eierstöcke nicht mehr genügend Eizellen produzieren und die Qualität zudem ungenügend sei.

Wenn die Endometriose jedoch operativ entfernt wird, entnimmt man auch entzündetes Gewebe aus Eierstöcken und um die Eileiter herum. Infolgedessen können Patientinnen nicht nur ihre Erfolgsrate bei der In-vitro-Fertilisation steigern, sondern oft auch auf natürliche Weise schwanger werden. Ich habe bereits erwähnt, dass die American Society for Reproductive Medicine angibt, dass bis zu 50 Prozent der unfruchtbaren Frauen von Endometriose betroffen sind. Viele Menschen reagieren schockiert, wenn sie das hören, da viele immer noch nicht wissen, was Endometriose ist, aber die Statistik stimmt.

Viele Patientinnen, die, zu dem Zeitpunkt als sie in meine Praxis kamen, nicht schwanger werden konnten – selbst solche mit Endometriose im Stadium III oder IV –, wurden nach einer Exzision schwanger, da ich sämtliches abnormes Endometriosegewebe entfernt hatte und die Beckenorgane sich wieder in einem normalen Zustand befanden. Endometriose verursacht *nicht direkt* Unfruchtbarkeit, aber erkrankte Frauen haben eine wesentlich geringere Chance, schwanger zu werden. Woran liegt das? Zunächst an den Proteinen, die durch die Entzündungsherde entstehen. Diese Zytokine haben eine lähmende Wirkung auf Spermien und Eizellen und verhindern den Befruchtungsprozess. Und dann liegt es auch daran, dass die Endometriose die Beckenanatomie einer Frau durcheinanderbringt. Der Entzündungsprozess verändert die feine transparente Textur des Bauchfells. Das führt zu Narben und Verwachsungen, die die Eileiter und Eierstöcke verstopfen können, wodurch Spermien und Eizellen nicht zueinander finden. Außerdem kann der Eisprung blockiert werden, wodurch die Eizellen in den Eierstöcken eingeschlossen bleiben. All diese Hindernisse im Fortpflanzungssystem einer Frau können Schwangerschaften verhindern oder sehr komplizierte Schwangerschaften, einschließlich Fehlgeburten, verursachen.

Der Fall meiner Patientin Michele ist ein sehr anschauliches Beispiel für den Zusammenhang zwischen Endometriose und Unfruchtbarkeit. Michele war etwa 16 Jahre alt, als sie einige Symptome der Krankheit zu spüren bekam. In den späten 1980er-Jahren, als sie 22 Jahre alt war und die Schmerzen zunahmen, zeigte ein Ultraschallbild, dass sie eine kleine Ovarialzyste hatte. Ihre Ärztin verschrieb ihr die Antibabypille, damit die Zyste schrumpfte, was aber nicht geschah. Sechs Wochen später platzte die Zyste. Ihre Ärztin führte eine Notoperation durch und konnte den Eierstock retten, doch während des Eingriffs fiel ihr auf, dass Michele Endometriose hatte. Die einzige Behandlungsmöglichkeit, die sie Michele in Aussicht stellte, war eine Hysterektomie (operative Entfernung der Gebärmutter). Michele hatte noch keine Kinder und war nicht bereit, sich ihre Fortpflanzungsorgane entfernen zu lassen. Während der folgenden zehn Jahre bildeten sich zwei weitere Zysten in demselben Eierstock. Beide wurden von einem anderen Arzt entfernt (ihre frühere Ärztin war pensioniert). Auch er teilte ihr mit, dass eine Hysterektomie der einzige Weg sei, die Endometriose zu behandeln.

»Ich war gerade seit zwei Jahren verheiratet, als die letzte Zyste entfernt wurde, und mein Arzt mir sagte, wenn ich einen Kinderwunsch hätte, sollte ich ihm nun nachgehen, bevor es schlimmer würde und ich überhaupt keine Kinder mehr bekommen könnte«, erzählte Michele. Also versuchte sie schwanger zu werden, erlitt aber eine Fehlgeburt. Dies wiederholte sich noch zwei weitere Male.

»Es war eine wirklich sehr dunkle Zeit in meinem Leben«, berichtete Michele, während sie 15 Jahre nach diesen Erlebnissen immer noch gegen die aufkommenden Tränen ankämpfte. »Ich war aber entschlossen. Ich wollte nicht aufgeben. Ich hatte das Gefühl, dass es ein gutes Zeichen war, dass ich schwanger werden konnte, aber warum nur konnte ich das Kind nicht austragen? Schließlich erfuhr ich, dass die Endometriose eine große Rolle gespielt hat.«

Als sich nach der dritten Fehlgeburt eine weitere Zyste bildete, suchte Michele einen auf Endometriose spezialisierten Arzt. Über das Internet (damals ein ziemlich neues Phänomen) fand sie einen Arzt in Oregon, der ihr einen Spezialisten in ihrer Nähe, in New York City, empfahl. Es war mein Mentor, Dr. Harry Reich. »Meine

Organe klebten alle aneinander«, sagte Michele. »Dr. Reich operierte mich sechs Stunden lang und sagte mir danach, dass die Endometriose meine Eileiter verstopft hatte. Er sagte mir nicht, dass ich nun auf jeden Fall ein Kind kriegen könnte – niemand kann das versprechen –, aber er sagte, er habe sein Bestes gegeben und 99 Prozent der Endometrioseherde entfernt.«

Im Jahr 2000 wurde Michele wieder schwanger, diesmal mit Zwillingen. »Die Schwangerschaft war eine emotionale Achterbahnfahrt«, erzählte sie. »Einen der beiden Föten habe ich nach vier Monaten verloren.« Der andere überlebte.

»Ich war so dankbar, dass ich ihn bekommen konnte«, sagte sie. »Die Geburt war eine schreckliche Erfahrung. Die Wehen wurden künstlich eingeleitet und ich hatte so große Schmerzen. Die PDA hat nicht gewirkt, mein Blutdruck sank. Innerhalb von 20 Minuten habe ich ihn dann rausgepresst, aber sie haben ihn mir sofort weggenommen, weil er Atemprobleme hatte. Er blieb vier Tage auf der Intensivstation für Früh- und Neugeborene. Es war so nervenaufreibend. Aber alles entwickelte sich gut. Ich hatte mein Baby und es ist zu einem gesunden Kind herangewachsen.«

Drei Jahre später bekam Michele die Tochter, die sie sich immer gewünscht hatte. »Und zum Glück war es eine sehr unkomplizierte Schwangerschaft und Geburt«, erzählte sie. Micheles Endometriose kehrte fast ein Jahrzehnt, nachdem Dr. Reich sie operiert hatte, zurück. Da er in den Ruhestand ging, kam sie in meine Praxis. Ich habe die Herde entfernt, aber sechs Jahre später waren sie wieder da. Michele entschied sich schließlich für eine Hysterektomie – fast 26 Jahre, nachdem die erste Ärztin ihr gesagt hatte, dies sei ihre einzige Option. »Ich weiß, dass ich nur wegen der Operation, die Dr. Reich durchgeführt hat, Kinder hatte bekommen können«, sagte Michele. »Ich hätte die Hysterektomie viel früher durchführen lassen können, aber ich war einfach noch nicht bereit dazu.«

Hysterektomien werde ich in den Kapiteln »Fehldiagnosen« und »Alternative Behandlungsmöglichkeiten« ausführlicher besprechen. Ich habe Ihnen Micheles Geschichte deshalb in diesem Kapitel erzählt, weil ich Ihnen zwei sehr wichtige Aspekte der Unfruchtbarkeit vermitteln wollte. Zum einen verhindert eine Endometriose oft, dass eine Frau schwanger wird. Wenn Sie vergeblich versuchen, schwanger zu werden, und wenn Sie darüber hinaus weitere Symptome der Krankheit haben, sollten Sie in Betracht ziehen, dass Sie Endometriose haben könnten. Der andere Aspekt ist, dass eine Operation (Exzision) Unfruchtbarkeitsprobleme lösen kann. Kein Arzt kann es 100-prozentig garantieren, wie Michele es bereits gesagt hat. Aber eine solche Operation kann Ihnen Hoffnung geben, einschließlich der Hoffnung, Kinder zu bekommen.

12
Fatigue (Erschöpfungssyndrom)

Wenn es um die körperlichen Auswirkungen der Endometriose geht, sind Schmerzen meist das Leitsymptom, auf das sich die Ärzte konzentrieren – und das sollten sie auch tun. Es ist das Symptom, das alle betroffenen Frauen gemeinsam haben. Ihm folgt ganz dicht die Fatigue (Erschöpfungssyndrom). Die Fatigue in Verbindung mit Endometriose wird hauptsächlich durch die Anstrengung des Körpers, das erkrankte Gewebe zu beseitigen, verursacht. Während das Immunsystem versucht, die Endometriose zu bekämpfen, scheidet das Gewebe Zytokine, auch Entzündungsgifte genannt, aus. Was die Patientinnen als Müdigkeit empfinden, geht auf diese inneren Chemikalien zurück. Viele Frauen und ihre Ärzte führen die Fatigue auf die Schmerzen zurück, aber die beiden Symptome sind sehr unterschiedliche Monster. Fatigue ist ein permanenter Ermüdungszustand – man ist nicht schläfrig, sondern körperlich erschöpft. Auch wenn Schmerzen sich als weiteres Symptom zur Fatigue gesellen können oder sogar ihre Hauptursache sind, tut Ihnen andersherum beim Erschöpfungssyndrom nichts weh. Ihr Körper sagt nur: »Ich bin k.o., ich habe keine Energie mehr, irgendetwas zu tun.«

Frauen mit Endometriose-bedingter Erschöpfung sprechen kaum darüber, weil auch dieses Symptom, wie viele Endometriose-Symptome, stigmatisiert ist. Wenn Frauen sagen, dass sie Schmerzen haben, hören ihre Mitmenschen ihnen normalerweise zu und zeigen sich besorgt. Sie tun das, auch wenn sie nicht wissen, dass sie Endometriose haben, und nicht verstehen, warum sie Schmerzen haben. Aber wenn eine Frau sagt, dass sie zu erschöpft sei, um etwas zu unternehmen, halten ihre Mitmenschen sie oft für faul oder unfit. Wenn sie eine Verabredung absagt, nehmen sie das oft persönlich, vor allem, wenn sie wissen, dass der Tag nicht besonders anstrengend war; sie denken, die Frau könne keinen Grund haben, so erschöpft zu sein.

Vor der Operation litt Annie Rose unter extremen Schmerzen, aber die Fatigue schwächte sie weit mehr. Sie ging zur Arbeit, kehrte nach Hause zurück, legte sich auf die Couch und war zu nichts mehr zu gebrauchen, bis am nächsten Morgen alles wieder von vorne losging. Annie Rose ist eine der fleißigsten Frauen, die ich kenne. Sie fehlte jahrelang keinen einzigen Tag bei der Arbeit, trotz der ständigen durch die Endometriose verursachten Höllenqualen. Dennoch hinterfragten Freunde, die mit ihr ausgehen wollten, ob es wirklich sein konnte, dass sie so erschöpft war.

»Es ist eine andere Art von Müdigkeit«, erklärte Annie Rose. »Man fühlt sich, als ob man Beruhigungsmittel geschluckt hätte, als ob der eigene Körper fremdbestimmt wäre. Meine Augenlider fühlten sich schwer und geschwollen an. Ich konnte nichts dagegen tun. Und wenn ich spürte, dass ich dieses Level an Fatigue erreichte, war es ein Warnzeichen für das erneute Aufflammen der durch die Endometriose verursachten Schmerzen.«

Liza, die Patientin, die erzählt hatte, dass ihr Arzt sie nicht zu den von ihr im Aufnahmeformular angegebenen schmerzhaften Perioden befragt hatte, ist eine der wenigen Patientinnen, bei der die Erschöpfung stärker war als die Schmerzen. Ich habe bereits erwähnt, dass das Schmerzlevel, den eine Frau empfindet, nicht unbedingt den Grad der Ausbreitung der Endometriose widerspiegelt. Liza ist ein perfektes Beispiel dafür. Ich führte eine viereinhalbstündige Operation an ihr durch und entfernte 27 Gewebeproben. 26 davon wurden positiv auf Endometriose getestet. In den über zehn Jahren, in denen sie nicht diagnostiziert worden war, hatte sie jedoch weit weniger Schmerzen als die meisten erkrankten Frauen.

Sie hatte »stille Endometriose«. Aber die Fatigue traf sie heftig, als sie Anfang 20 war.

»Ich kam nach Hause und brach einfach zusammen. Ich war vollkommen erschöpft«, sagte Liza. »An den meisten Wochenenden wollte ich nichts tun. Wenn ich den Ärzten davon erzählte, sagten sie, ich sei zu gestresst oder ich hätte nicht genug gegessen. Das konnte aber nicht sein, denn ich hatte immer viel Sport gemacht und ernährte mich gesund.« Die Erschöpfung begleitete sie bis Anfang 30, bis zu der von mir durchgeführten Operation im Jahr 2015. »Jetzt habe ich definitiv mehr Energie, es ist großartig«, berichtete sie. »Aber vorher war es sehr schwierig. Die Leute gehen einfach davon aus, dass wir uns alle abgeschlagen fühlen, weil wir hektische Leben führen, aber das bei mir war was ganz anderes.«

Annie Rose rät Frauen, die eine tiefe Erschöpfung fühlen, auf ihren Körper zu hören, genau wie bei den Schmerzen. Sie wünscht sich auch, dass Freunde, Angehörige und Kolleginnen von Endometriose-Patientinnen ein größeres Verständnis dafür aufbringen, dass es einen legitimen Grund gibt, warum diese Frauen sich so fühlen.

»Ich veränderte mich von einer vor Enthusiasmus und Lebensfreude sprühenden Frau zu einer, die so erschöpft war, dass ich null Energie hatte und nur noch rumlag«, sagte sie. »Ich wollte nicht so sein und hätte mir von anderen mehr Mitgefühl gewünscht. Ich weiß, dass sie Schwierigkeiten damit hatten, weil sie es selbst nie durchgemacht haben, aber es war alles echt.«

13 Vererbung

Hat eine junge Frau eine Mutter oder Schwester mit Endometriose, so kann sie etwa sechsmal häufiger als andere selbst betroffen sein. Genetische Aspekte spielen eine wichtige Rolle bei dieser Krankheit. Viele meiner Patientinnen erzählen, dass sie die gleichen Symptome wie ihre Mütter hatten, etwa Killerkrämpfe und schmerzhafte Perioden ab einem frühen Alter. Die meisten sagen, dass ihre Mütter die Schmerzen einfach hinnahmen und erwarteten, dass ihre Töchter das auch taten. In einigen Fällen wurden bei den Müttern Hysterektomien vorgenommen, sie erklärten ihren Töchtern jedoch nie, warum. Ich vermute, dass die Mütter es selbst nicht so genau wussten. Die Ärzte empfahlen wahrscheinlich eine Hysterektomie wegen der starken Schmerzen ihrer Patientinnen, aber ohne Endometriose als Ursache der Schmerzen zu diagnostizieren.

Wie Sie bereits gelesen haben, wusste Padma, dass ihre Mutter die gleichen schmerzhaften Symptome durchgemacht hatte wie sie. Auch Laurens Mutter litt an Endometriose, aber weder sie noch ihre Tochter dachten daran, dass es eine genetische Verbindung geben könnte. »Meine Mutter fühlt sich heute schlecht deswegen«, erzählte Lauren. »Sie sagt: ›Ich habe dir diese schreckliche Krankheit vererbt.‹ Aber ich sage ihr, dass sie kein schlechtes Gewissen haben solle. Ich scherze mit ihr, dass ich gegen diese Krankheit kämpfe, seit ich ein Embryo war. Sie hätte nichts dagegen tun können.«

Elisa, die Patientin mit Neuropathie, die die Diagnose Sehnenentzündung bekam, schickte ihre Schwester in meine Praxis, da sie ähnliche Symptome hatte. Natürlich hatte auch ihre Schwester die Krankheit. Eve, die erzählte, dass ihre Mutter nie Regelschmerzen gehabt habe, ist sich aber ziemlich sicher, dass ihre Oma welche hatte. »Meiner Großmutter wurde die Gebärmutter entfernt, aber sie hat niemandem gesagt, warum«, berichtete Eve. »Heute denke ich, dass es wegen einer Endometriose gewesen sein könnte. Das war Ende der 1920er-Jahre. Sie hat meiner Mutter nie geraten, darauf zu achten, ob ich eines Tages ähnliche Symptome entwickeln würde. Meine Oma war immer sehr verschwiegen.«

Monique, die während des Stuhlgangs das Gefühl hatte, ihr Darm werde von Tausenden Rasierklingen zerschnitten, berichtete, dass ihre Mutter Myome gehabt habe und eine »totale« Hysterektomie mit 36 Jahren. Auch Monique hatte neben der Endometriose Myome. Ihr wurde, als sie in ihren 30ern war, von verschiedenen Ärzten zur Hysterektomie geraten.

Das sind fünf von etwa einem Dutzend Frauen, die Sie bisher in diesem Buch kennengelernt haben, bei denen die Mutter, Schwester oder Großmutter ebenfalls von Endometriose betroffen waren. Ich habe diese Frauen wegen ihrer Geschichten ausgewählt und nicht, weil es möglicherweise eine genetische Verbindung zu ihrer Krankheit gab. Bei fast der Hälfte von ihnen ist dies jedoch der Fall. Viele meiner Patientinnen, die Mütter von Töchtern werden, sind sehr besorgt, dass sie die Krankheit vererbt haben könnten. Und ihre Sorge ist berechtigt.

Im Rahmen des ROSE-Projekts, an dessen Gründung meine Stiftung beteiligt war, werden die genetischen Aspekte der Endometriose erforscht und nichtoperative Behandlungsmöglichkeit gesucht. (Mehr zum ROSE-Projekt später.) Was für Sie zu diesem Zeitpunkt wichtig ist: Wurde bei Ihrer Mutter, Schwester oder Großmutter Endometriose festgestellt oder nicht, und litt sie, obwohl sie keine Diagnose erhielt, an den Symptomen? Falls ja, ist die Wahrscheinlichkeit größer, dass auch Sie betroffen sein können. An diesem Punkt wird noch einmal deutlich, wie wichtig es ist, im Kampf gegen die Endometriose auf Aufklärung zu setzen: Wenn sie ihre

Periode bekommt, soll jedes Mädchen wissen, was normal ist und was nicht. Dies ist auch ein Grund dafür, dass Frauen und Männer in den letzten Jahren gezielt angehalten wurden, sich genauer über Krankheiten in ihren Familien zu erkundigen. Ein Großteil dieser Bemühungen drehte sich um Krebs und Herzkrankheiten, aber die Gesundheitserziehung sollte alle Krankheiten umfassen, auch die Endometriose.

FEHLDIAGNOSEN

14
Vertrauen Sie sich und Ihren Schmerzen

Viele Menschen würden dem zustimmen: Es ist schlimmer, eine falsche Diagnose zu bekommen als gar keine. Selbstverständlich ist beides nicht gut. Es ist frustrierend, keine Diagnose zu erhalten. Aber eine Fehldiagnose kann die Patientin davon abbringen, herauszufinden, was sie wirklich hat. Es kann dazu führen, dass ihr Medikamente verschrieben werden, die das eigentliche Problem nicht beheben und schädliche Nebenwirkungen haben. Oft verstreicht wertvolle Zeit, bis die Frau die wahre Ursache ihrer Symptome findet, weil sie aufhört hinzuschauen. Es kann auch dazu führen, dass sie das Vertrauen in ihren Arzt und in Ärzte im Allgemeinen verliert.

Die meisten meiner Patientinnen haben mindestens einmal, meist öfter, eine Fehldiagnose erhalten. Was ihnen gesagt wurde, reichte von »Sie haben das Reizdarmsyndrom« bis »Es spielt sich alles nur in Ihrem Kopf ab«. Den Ärzten fehlte die Erfahrung, um zu erkennen, was das eigentliche Problem war. Einige von ihnen gaben ihren Patientinnen nicht einmal das Gefühl, dass sie sich wirklich für sie interessierten, vor allem, wenn sie ihren Schmerz als nicht real einschätzten. Und um noch einen draufzusetzen, waren einige der empfohlenen Abhilfemaßnahmen geradezu wahnwitzig.

Stephanie, eine Patientin aus dem nördlichen New Jersey, litt etwa 15 Jahre lang an durch Endometriose verursachte Schmerzen. In dieser Zeit bekam sie mehrmals falsche Diagnosen. Ihr Bauchgefühl sagte ihr, dass etwas auf gynäkologischer Ebene mit ihr nicht stimmte, aber sie konnte keinen Arzt finden, der ihr zustimmte. Also vertraute sie den (falschen) Einschätzungen der

Gynäkologen. Das kostete sie viel Zeit, ihre Gebärmutter und ihre beiden Eierstöcke. Als sie im Jahr 2015 in meine Praxis kam, habe ich sie mehrere Stunden lang operiert und 18 Läsionen aus ihrem Becken entfernt. Heute ist sie schmerzfrei und fühlt sich mit 45 wie neugeboren. Es ärgert sie immer noch, dass es so lange gedauert hat, bis die richtige Diagnose gestellt wurde. Trotz des Wissens, dass vor allem die Ärzte dafür verantwortlich waren, hatte sie sich immer die Schuld gegeben – bis sie die Berichte einiger meiner Patientinnen las.

»Um ehrlich zu sein, kam ich mir sehr dumm vor, diesen Ärzten zugehört und vertraut zu haben«, resümierte Stephanie. »Aber dann habe ich gelesen, was die anderen Frauen erlebt haben, wie sehr ihre Geschichten der meinen ähneln, und ich dachte mir: ›Oh mein Gott, es betrifft nicht nur mich. Da gibt es noch so viele andere Frauen, die das auch haben. ‹«

Stephanie hatte in jungen Jahren keine Endometriose-Symptome, wie viele meiner Patientinnen. Sie bekam ohne Komplikationen drei Kinder. Aber irgendwann zwischen der Geburt ihres zweiten und dritten Kindes, als sie etwa 30 Jahre alt war, verspürte sie während ihrer Periode Schmerzen an der linken Seite des Beckens. Sie ging zu ihrem Frauenarzt, der eine kleine Zyste am linken Eierstock fand.

»Er sagte, das sei nichts Schlimmes«, erzählte Stephanie. »Aber dann wurden die Schmerzen schlimmer. Ich konnte kaum schlafen und ich musste meine Mutter bitten, mir mit den Kindern zu helfen. Ich verstand nicht, was los war, weil ich diesen Schmerz noch nie zuvor gefühlt hatte. Wieder ging ich zu meinem Frauenarzt. Er sagte mir erneut, dass mit mir alles in Ordnung sei und schickte mich zum Hausarzt.« Stephanie erzählte ihrem Arzt, dass sie und ihr Ehemann versuchten, ein Kind zu zeugen, und sich mitten im Umzug befanden.

»Er sagte, die Schmerzen seien sicherlich durch den Stress verursacht«, berichtete sie. »Ich war bereits über 30 und hatte noch nie zuvor solche Schmerzen erlebt. Ich glaubte ihm und dachte mir, dass es durchaus am Stress liegen könnte.«

Mit der Zeit wurden die Schmerzen immer schlimmer und breiteten sich auch auf die rechte Seite aus. Sie suchte noch einmal ihren Hausarzt auf, der ihr nun sagte – halten Sie sich fest –, sie solle sich einen Psychotherapeuten suchen. »Ich dachte, das ist ja wohl total absurd, aber ich wusste nicht, was ich sonst tun sollte«, erzählte Stephanie. »Ich sagte mir, wenn es das ist, dann muss ich mich halt drum kümmern. Ich habe ihm vertraut.« Stephanie besuchte einige Psychotherapiesitzungen. Ihr wurde Yoga empfohlen und sie übte sich in Bauchatmung. Die Therapeutin wollte auch über ihre Vergangenheit sprechen. »Wir haben über meine Familie gesprochen. Ich habe ihr erzählt, dass wir oft umgezogen sind, als ich klein war. Sie stellte die Vermutung auf, dass meine Schmerzen vielleicht etwas mit posttraumatischem Stress zu tun hätten. Es war völlig verrückt. Der Schmerz war in meinem Unterleib, nicht in meinem Kopf. Das Einzige, was helfen sollte, war, dass jemand in den Körper eingreifen und die Ursache entfernen würde.«

Der Schmerz breitete sich weiter aus, diesmal in den unteren Rücken. Ein neuer Arzt sagte Stephanie, dass es daher rühren könnte, dass sie ihre Kinder zu oft hochhob. Als sie mit ihrem dritten Kind schwanger wurde, ließen die Schmerzen erheblich nach. (Schwangerschaft lindert manchmal die durch Endometriose bedingten Schmerzen, weil die Frau in der Zeit nicht menstruiert.) Aber nach der Geburt waren sie wieder da. »Ich erzählte meinem Arzt nichts davon, weil ich nicht noch einmal von ihm hören wollte, es sei der Stress«, sagte sie. Die Schmerzen wurden so stark, dass sie endlich ihren Gynäkologen aufsuchte. Er teilte ihr mit, sie habe eine neue Zyste am linken Eierstock.

»Ich sagte: ›Wirklich? Daran liegt es? Das ist alles? Ich glaube, es ist noch etwas ganz anderes.‹« Aber er erwiderte, dass er ansonsten nichts finden könne. Sie ging zu einem anderen Arzt, der ihr ein Medikament zur Behandlung von Panik und Angststörungen verschrieb. Es brachte keine Erleichterung. Nach einem weiteren Termin bei ihrem Frauenarzt schickte der sie zum MRT. Die Kernspintomografie bestätigte die Zyste an ihrem linken Eierstock und einen möglichen Tumor am Wurmfortsatz. Der Arzt war auch der Meinung, dass ein Stück vom Darm entfernt werden müsste. Er wollte sie operieren. Da diese Diagnose sich nun auf körperliche Probleme bezog und sich somit von den vorherigen unterschied und da der Tumor am Wurmfortsatz ihr als legitime Schmerzquelle erschien, stimmte Stephanie der Operation zu.

»Als ich aus der Narkose aufwachte, sagten sie mir, der Tumor sei gutartig und dass sie nichts am Dickdarm gemacht hätten. Aber sie meinten, ich hätte überall Endometriose: an der Blase, im Douglas-Raum, am Bauchfell. Es gab auch großflächiges Narbengewebe auf meiner linken Seite, wo der Schmerz so viele Jahre zuvor zum ersten Mal aufgetreten war. Zum ersten Mal ergab alles Sinn«, sagte sie. »Ich war über 40 Jahre alt und hatte all diese Probleme ohne den Hauch einer Ahnung gehabt, was tatsächlich los war. Und nun plötzlich wusste ich es. Es war unglaublich.«

Kurze Zeit nach der Operation sah Stephanie einen Aufruf im Fernsehen – es wurden Frauen für eine Endometriose-Studie gesucht. In dem kleinen Film sah man eine Frau, die Stacheldraht um die Taille gewickelt hatte. »Das war das perfekte Bild für meine Schmerzen«, berichtete Stephanie. »Ich war verblüfft, dass keiner meiner Ärzte mich gefragt hatte, ob sich mein Inneres so anfühle.«

Obwohl sie nun eine Diagnose hatte, wusste sie immer noch nicht, wie es nun weitergehen sollte. Nach der Operation überwies der Chirurg sie wieder an den Frauenarzt, der ihr ein Medikament verschrieb, das die Wechseljahre einleitet und die Periode stoppt (es wird an anderer Stelle noch genauer darum gehen). »Es war schrecklich, ganz, ganz schrecklich. Ich bekam alle drei Monate eine Spritze. Ich war komplett durcheinander. Mein Blutdruck ging durch die Decke.«

Stephanie wechselte zu einer Gynäkologin, da sie dachte, eine Frau könne sie vielleicht besser verstehen. Diese Ärztin schlug eine Hysterektomie vor, um die Gebärmutter und beide Eierstöcke zu entfernen. Wie ich an späterer Stelle noch erläutern werde, wird eine Hysterektomie oft von Ärzten vorgeschlagen, die nicht wissen, wie man Endometriose richtig behandelt. Wenn ich operiere, ist das Entfernen eines Organs, vor allem eines reproduktiven, der allerletzte Ausweg. Da Stephanie nicht wusste, wohin sie sonst gehen sollte, stimmte sie der Operation zu. Als sie aus der Narkose erwachte, sagte die Ärztin, sie habe die Gebärmutter und die Eierstöcke entfernt, aber nicht die Endometrioseherde, die an den anderen Organen klebten. Sie habe Angst gehabt, die Organe dabei zu beschädigen.

»Ich fühlte mich etwas besser«, berichtete Stephanie. »Die Ärztin sagte, dass die Krankheit in etwa sechs Wochen ›austrocknen‹ würde, weil die Eierstöcke entfernt worden waren.« Da Östrogen und Progesteron nicht mehr ausgeschüttet wurden und der Endometriose nicht länger Nahrung zukommen ließen, vermutete die Ärztin, dass das an den anderen Organen haftende endometriotische Gewebe verschwinden würde. Das geschah nicht. Stephanies Schmerzen kehrten bald mit voller Wucht zurück. Und zu diesem Zeitpunkt stieß sie auf mich. Sie hatte in der Zeitschrift *People* eine Geschichte über Padma Lakshmis Kampf gegen die Endometriose gelesen. Stephanie wollte sich zwar keiner weiteren Operation mehr unterziehen, sie war nach unserem ersten Treffen jedoch zuversichtlich, dass ich ihr die Behandlung zukommen lassen würde, derer es schon vor 15 Jahren bedurft hätte.

Eine der letzten Fragen, die Stephanie ihrer Frauenärztin stellte, bevor sie meine Patientin wurde, war, ob ihre Teenagertochter die Krankheit auch bekommen könnte. »Sie sagte, ich sollte meiner Tochter nicht einmal davon erzählen, es gebe keinen Grund, sie zu beunruhigen«, berichtete Stephanie. »Als ich dann zu Dr. Seckin kam, fragte er, ob ich eine Tochter hätte, wie ihre Regelblutung sei, und schlug vor, dass ich sie zu einer Untersuchung mitbrächte. Meine Gynäkologin lag mit ihrem Ansatz komplett daneben, obwohl sie eine Frau war. Sie war völlig falsch informiert.«

Solange Ärzte über Endometriose nicht genau Bescheid wissen, erhalten Patientinnen Fehldiagnosen. Sie werden weiterhin unnötig leiden und wegen Krankheiten behandelt werden, die sie nicht haben, während die Endometriose weiter in ihrem Körper wuchert.

In den folgenden Abschnitten schildere ich einige der häufigsten Fehldiagnosen bei Endometriose, einschließlich des Reizdarmsyndroms und der Blinddarmentzündung. Andere Krankheiten, für die Endometriose manchmal gehalten wird, sind: sexuell übertragbare Krankheiten, Myome, Divertikulitis, Unterleibsentzündung, Darmkrebs und Eierstockkrebs. Es ist wichtig, dass Sie verstehen, wie es zu diesen Fehldiagnosen kommt. Vergleiche auch die Abbildung Nummer 12 im Bildteil auf Seite 142. Wie Sie in Stephanies Bericht lesen, können sich Ärzte ziemlich wilde Dinge zusammenreimen – nicht mit Absicht, sondern weil sie nicht über das Wissen oder die Erfahrung verfügen, die zur Diagnose einer Endometriose erforderlich sind. Wenn ein Arzt einer Frau mit Endometriose sagt, dass ihre Unterleibsschmerzen auf die Anzahl der Umzüge zurückzuführen sind, die sie als Kind erlebt hat, ist scheinbar alles möglich. Vertrauen Sie Ihrem Arzt, aber vertrauen Sie sich und Ihren Schmerzen mehr. Nehmen Sie die Sache selbst in die Hand. Wenn Ihnen die Diagnose Ihres Arztes nicht richtig erscheint, haben Sie wahrscheinlich recht.

15
Reizdarmsyndrom: eine Verlegenheitsdiagnose

Das Reizdarmsyndrom ist eine relativ häufige Erkrankung des Dickdarms. Viele seiner Symptome ähneln denen der Endometriose, wie etwa Durchfall, Verstopfung, Blähungen, Krämpfe und Bauchschmerzen. Im Gegensatz zur Endometriose kann man es mit Medikamenten oder einer Ernährungsumstellung ganz gut wieder in den Griff bekommen. Eine Operation ist selten nötig. Ärzte verwechseln die Endometriose oft mit dem Reizdarmsyndrom wegen der Ähnlichkeiten der Symptome und weil sie nicht viel über Erstere wissen. Ich weiß, dass diese Ärzte gute Absichten haben – sie möchten, dass ihre Patientinnen gesund werden –, aber ihr Wissen ist begrenzt.

Der Arzt, in der Regel ein Gastroenterologe, beginnt seine Untersuchung damit, dass er sich den oberen Gastrointestinaltrakt ansieht. Dafür führt er einen Schlauch durch den Mund der Patientin ein und schiebt ihn durch die Speiseröhre bis in den Magen. Über ein Endoskop, das durch den After eingeführt wird, werden Rektum und Dickdarm kontrolliert. Wenn alle Befunde völlig normal sind, wird der Arzt oft auf Reizdarmsyndrom schließen, ohne die Entzündung in der äußeren Darmschicht bemerkt zu haben. Das nenne ich eine Verlegenheitsdiagnose, da der Arzt nicht weiß, was es sonst sein könnte. Es ist vergleichbar mit Freuds Hysteriediagnosen vor mehr als einem Jahrhundert. Bei sehr vielen meiner Patientinnen wurde zu irgendeinem Zeitpunkt ihres langen Kampfs gegen Endometriose irrtümlich ein Reizdarmsyndrom diagnostiziert.

Diese Ärzte stellen ihren Patientinnen eine bestimmte Frage

nicht, die aber fundamental ist, um der wahren Krankheit auf die Sprünge zu kommen. Diese magische Frage lautet: *Treten die Symptome Verstopfung, Schmerzen beim Stuhlgang oder Durchfall während Ihrer Periode auf?* Ich wiederhole: Sie fragen nicht, weil sie nicht wissen, warum sie danach fragen sollten.

Wenn der Arzt die Patientin untersucht – ihr in Magen, Dickdarm und Enddarm schaut – sucht er *in* diesen Organen nach einer potenziellen Schmerzquelle, er schaut nicht, was *außerhalb* der Organe nicht stimmen könnte. Der Arzt überweist die Patientin auch nicht an jemanden, der außerhalb nachschauen kann, wenn er oder sie nicht über die dazu erforderlichen Instrumente oder Fähigkeiten verfügt. Und was wird der vermeintlich Reizdarmsyndrom-Kranken empfohlen? Eine Ernährungsumstellung, die den Darm vorübergehend beruhigt und den falschen Eindruck erweckt, das Problem sei gelöst. Aber die Symptome kehren unweigerlich zurück, und das meist sehr schnell.

Ein klassischer Fall einer Reizdarm-Fehldiagnose betraf Elisa, die Patientin, die bereits bezüglich ihrer Beinschmerzen die falsche Diagnose Sehnenentzündung bekommen hatte. Bei Elisa wurde im Alter von 33 Jahren eine Endometriose diagnostiziert. Aufgrund ihrer Schilderungen würde ich vermuten, dass sie schon seit ihrem zwölften Lebensjahr unter der Krankheit litt. Dass sie sie mit 17 hatte, darüber bin ich mir sicher, denn zu der Zeit hatte sie während ihrer starken Perioden oft Durchfall.

»In den folgenden Jahren wurden fünf Endoskopien (zur Kontrolle des Verdauungstrakts) und zwei Darmspiegelungen bei ihr durchgeführt«, erzählte Elisa. »Sie konnten nicht genau feststellen, was ich hatte, also sagten sie mir, es handle sich um das Reizdarmsyndrom. Das Problem war, dass sie sich das Innere meiner Organe ansahen und nicht das Äußere.« Sie verabreichten Elisa eine Infusionslösung und empfahlen eine Diät mit säurearmen Lebensmitteln.

»Es hat nichts gebracht, weil ich kein Reizdarmsyndrom hatte«, konstatierte sie.

Zwischen ihrem 17. und 21. Lebensjahr wurde Elisa fünfmal wegen schwerer Bauchschmerzen ohnmächtig. »Ich war bei verschiedenen Frauenärzten in Behandlung, aber keiner kam auf Endometriose«, sagte sie. »Bereits als ich 17 war, hätte das erkannt werden müssen. Es ist unglaublich, dass sie in all den Jahren von einer Krankheit ausgingen, die ich nicht hatte.«

Bei Annie Rose wurde Anfang der 2000er-Jahre, als sie etwa 25 war, ein Reizdarmsyndrom diagnostiziert. Das war nach einer Darmspiegelung. »Ich hatte Darmprobleme und meine Mutter empfahl mir, zu diesem Arzt zu gehen. Ich fühlte mich aufgebläht und verspürte einen permanenten Druck im Bauch«, schilderte sie. »Er sagte mir, ich hätte das Reizdarmsyndrom und innere Hämorrhoiden, und das war's. Es gab keinen Folgetermin, auch keine Medikamente oder den Hinweis auf eine spezielle Diät. Er sagte nur, ich solle versuchen, mehr Wassermelone zu essen und mit den Schmerzen fertigzuwerden. Ich dachte: ›Wenn er keine große Sache daraus macht, dann tue ich es auch nicht.‹ Leider habe ich nie die Verbindung zwischen meinem Darmproblem und meiner Periode gezogen und er hat nie danach gefragt.«

Ich möchte an dieser Stelle klar betonen: Wenn Sie eine Frau sind, bei der ein Reizdarmsyndrom diagnostiziert wurde, sollten Sie jetzt nicht automatisch davon ausgehen, dass es eine Fehldiagnose war. Es kann gut sein, dass Sie diese Krankheit haben und ein Gastroenterologe weiß, wie sie behandelt werden muss. Wenn die Therapie jedoch nicht anschlägt oder wenn die Schmerzen oder andere Symptome jeden Monat während Ihrer Periode auftreten, sollten Sie daran denken, dass Sie an weit mehr als nur dem Reizdarmsyndrom erkrankt sein könnten. Dies ist eines der Hauptziele dieses Buches: Ich möchte Sie über Endometriose aufklären, damit sie sich besser für sich selbst einsetzen und Ihrem Arzt den Hinweis darauf geben können.

Elisa hatte noch nie von Endometriose gehört, als bei ihr in den 1990er-Jahren als Teenager ein Reizdarmsyndrom diagnostiziert wurde – und dabei ist Elisa Krankenschwester. Während ihrer Ausbildung hat sie aber nichts über Endometriose erfahren. Wenn Sie die Fehldiagnose Reizdarmsyndrom erhalten, aber eigentlich Endometriose haben, führt das dazu, dass die Endometriose mehr Zeit hat, sich auszubreiten, was zu noch mehr Problemen führen und noch gefährlicher werden kann. Hören Sie weiterhin auf Ihren Körper, auch nachdem Sie einen Arzt aufgesucht haben. Achten Sie darauf, ob und wie sich Ihre physische Verfassung nach der Behandlung verändert, und sprechen Sie darüber, wenn es nicht besser wird.

16
Unnötige Gebärmutterentfernung

In diesem Kapitel erhalten Sie sehr wichtige Informationen über Hysterektomien (Gebärmutterentfernungen), die ich mit den erschreckenden Krankengeschichten zweier Frauen verbinden möchte. Ein Erlebnisbericht stammt von Monique, die Sie bereits kennengelernt haben, die andere ist Julies Geschichte, eine meiner Patientinnen, der die Gebärmutter entfernt wurde, als sie noch ein Teenager war. Wenn ein Arzt Ihnen jemals zu einer Hysterektomie rät, um Ihre durch Endometriose verursachten Schmerzen (oder Schmerzen anderen Ursprungs) zu lindern, sollte Sie das in Alarmbereitschaft versetzen. Es gibt Fälle, in denen eine Entfernung der Gebärmutter erforderlich ist, meistens ist es das jedoch nicht, auch wenn Ihr Arzt Sie zu überzeugen versucht, dass es keine anderen Möglichkeiten gibt.

Die operative Entfernung der Gebärmutter wird also als Hysterektomie bezeichnet. Bei diesem Eingriff können auch gleichzeitig mit der Gebärmutter die Eierstöcke, Eileiter und der Gebärmutterhals entfernt werden. Einmal herausoperiert, ist es nicht möglich, die Gebärmutter wieder einzusetzen, und die Betroffene kann keine Kinder mehr bekommen. Deshalb ist es für eine Frau mitunter emotional sehr schwer, sich einer solchen Operation zu unterziehen. Eine Hysterektomie ist nicht immer etwas Negatives (siehe Kapitel »Wann eine Hysterektomie nötig ist«), aber *sie muss immer die Möglichkeit bleiben, die als allerletzte in Betracht gezogen wird,* um Endometriose zu behandeln. Vor allem bei Frauen mit aktuellem Kinderwunsch oder der Möglichkeit, dass er sich in Zukunft entwickelt. Leider denken viele Ärzte, die sich mit Endometriose nicht gut auskennen, nicht so, vor allem jene, die nicht wissen, wie eine korrekte Operation (Exzision) durchzuführen ist (oder die mit dem Eingriff nicht vertraut sind). Sie sagen ihren Patientinnen eher, dass die einzige Möglichkeit, die Krankheit zu besiegen, darin besteht, die Gebärmutter zu entfernen.

Eine Hysterektomie ist normalerweise indiziert, wenn Anzeichen einer Adenomyose vorliegen, wenn also Endometriose-Zellen im Muskelgewebe der Gebärmutter wachsen. Sie wird oft als »Schwestererkrankung« der Endometriose bezeichnet. Bei beiden gibt es keine Möglichkeit, vorzubeugen. Die häufigsten Symptome sind starke Schmerzen und heftige Regelblutungen. Man kann sich gut vorstellen, dass eine Frau, die sowohl unter Adenomyose als auch unter Endometriose leidet, äußerst schlimme Qualen durchleiden muss. Ohne dass eine Adenomyose vorliegt, ist eine Hysterektomie eine »schnelle Lösung«, die wahrscheinlich nichts beheben wird. Hinzu kommt, dass sie für die Psyche der Frau, die nun keine Chance mehr hat, ein Kind auszutragen, schlimme Folgen hat.

Eine Hysterektomie ist ein Verfahren, keine Fehldiagnose. Dennoch spreche ich in diesem Kapitel davon, weil Hysterektomien oft auf Fehldiagnosen beruhen. Ich möchte Sie auf eine Sache aufmerksam machen: Wenn Ihr Arzt Ihnen sagt, dass eine Hysterektomie die einzige Lösung ist, seien Sie bitte skeptisch. Ich sage nicht, dass Ihr Arzt falschliegt. Sie müssen ihm aber weitere Fragen zum Thema stellen, und zögern Sie bitte auch nicht, andere Meinungen einzuholen.

Es liegt an Ihnen, den Ärzten verständlich zu machen, dass bei einer Endometriose das Entfernen der Gebärmutter nichts anderes bedeutet als: Es wird ein Organ entfernt, aber das hat keine Auswirkungen auf die anderen Bereiche des Beckens, in denen Endometrioseherde verbleiben. Anders ausgedrückt: Die Schmerzen werden höchstwahrscheinlich auch nach der Hysterektomie anhalten und die Krankheit wird sich weiter ausbreiten, sodass nichts erreicht wurde.

In bestimmten Fällen kann die Gebärmutterentfernung die richtige Lösung sein, aber Sie sollten zuvor herausfinden, warum ihr Arzt eine Exzision nicht für die bessere Option hält. Wenn Ihr Arzt diese Art der OP nicht kennt oder er diese Art von Operation nicht durchführt, müssen Sie eine andere Meinung einholen – oder zwei, drei, vier Meinungen, wie Monique es tat.

Bis 2008, bis sie Mitte 30 war, hatte Monique keine schmerzhaften Regelblutungen. Dann wurden sie jedoch »schrecklich«, wie sie es beschrieb – sie hatte Schmerzen, ihr war übel, das Urinieren tat weh und die Stuhlgänge auch. »Ich ging zu meiner Frauenärztin und sie sagte, alles sei in Ordnung«, berichtete Monique. »Ich erzählte ihr, dass ich starke Regelschmerzen hätte und dass mir die Gebärmutter manchmal weh tue, auch wenn ich nicht menstruiere. Sie sagte, es sei nichts Schlimmes, also nahm ich einfach an, dass es zum Älterwerden dazugehöre.«

Im Jahr 2012 entdeckte Moniques Ärztin etwas, das wie eine Zyste an ihrem rechten Eierstock aussah. »Sie war sich nicht sicher, was es war, also schickte sie mich zu einem Spezialisten, der sich furchtbar verhielt«, erzählte Monique. »Er hat mir ein paar Fragen gestellt, unter anderem, ob ich schwanger werden wollte oder nicht, weil er der Meinung war, es müsse eine Hysterektomie vorgenommen werden. Ich sagte, dass ich eines Tages gerne ein Kind hätte, aber selbst wenn nicht, wollte ich nicht operiert werden, wenn es nicht dringend nötig sei. Er sagte, er sei nicht sicher, wie er sonst mit der Zyste umgehen solle, also schickte er mich zu einem anderen Arzt. Auch dieser war der Meinung, ich bräuchte eine Hysterektomie. Ich fragte: ›Moment, wie komme ich denn von einer Eierstockzyste zu einer Hysterektomie?‹ Aber niemand erklärte mir etwas. Sie haben mir nicht einmal erzählt, was die Zyste verursacht hatte.«

Monique beschloss, mit dem Schmerz, so gut es ging, zu leben. Sie war nicht bereit für eine Hysterektomie.

In den nächsten Jahren verschlimmerten sich ihre Schmerzen. Sie musste ein paar Mal in die Notaufnahme gehen. Sie bekam ein Medikament, das die Menopause einleiten sollte. Die Zyste wurde drainiert, was ihr vorübergehend Erleichterung verschaffte, aber sie war immer noch da. Sie wurde von einem Arzt zum nächsten geschickt. Ein dritter Arzt empfahl ihr eine Hysterektomie, was sie jedoch weiterhin ablehnte. »In all dieser Zeit hat niemand das Wort Endometriose auch nur erwähnt«, sagte Monique. »Sie schlossen Krebs aus, aber das war auch schon alles, was sie sagen konnten. Ich hatte keine Ahnung, was mit mir los war.«

Im Jahr 2014 ging Monique zu ihrem ursprünglichen Gynäkologen zurück, der sagte, dass in der Flüssigkeit, die ihrer Zyste entnommen wurde, endometriotische Zellen gefunden wurden. Es war das erste Mal, dass das Wort Endometriose fiel. Ab diesem Zeitpunkt übernahm Monique die Kontrolle über ihre Situation. »Ich habe ›Endometriose-Spezialist‹ gegoogelt« – und sie fand mich.

Als sie zum ersten Mal in meine Praxis kam und ich eine Endometriose diagnostizierte, erzählte sie mir von ihrem Wunsch, ihre Organe zu behalten. Ich respektierte diesen Wunsch. Natürlich konnte ich ihr nichts versprechen, das kann ich nie, aber ich versicherte ihr, dass ich mein Bestes geben würde, weil ich wusste, wie wichtig es für sie war. Die Operation dauerte fast sechs Stunden. Zum Wohl ihrer allgemeinen Gesundheit hatte ich keine andere Wahl, als ihren Wurmfortsatz, einen Teil ihres Dünndarms, ihren rechten Eierstock und den Eileiter zu entfernen. Die Zyste, die drainiert worden war, war so groß geworden, dass Eierstock und Eileiter rausmussten. Aber ich konnte ihre Gebärmutter und den anderen Eierstock und Eileiter erhalten und ihr somit die Chance belassen, eines Tages Kinder zu bekommen.

»All die Ärzte, die ich vor Dr. Seckin konsultiert hatte, hätten in der Lage sein müssen, mir zu sagen, worunter ich litt. Aber sie konnten es nicht. Die einzige Möglichkeit war für sie die Hysterektomie«, sagte Monique. »Zwischen all diesen Arztbesuchen hatte ich sehr große Schmerzen und die Zyste wurde immer größer. Als ich Dr. Seckin erzählte, dass ich 40 Jahre alt war, sagte er: ›Und die wollten eine Hysterektomie durchführen? Sie sind zu jung dafür!‹ Es war schön, das von einem Arzt zu hören. Ich war gerührt. Er bestätigte, was ich immer gefühlt hatte: Eine Hysterektomie ist nicht die Antwort.«

Ab ihrer ersten Menstruation, die sie mit 14 bekam, hatte Julie sehr starke Schmerzen. Aber im Gegensatz zu den meisten Frauen mit Endometriose wurde bei ihr bereits ein Jahr später die richtige Diagnose gestellt. »Mit 15 ging ich zum ersten Mal zu einer Frauenärztin. Sie machte eine Untersuchung und fand eine Zyste in der Größe einer Grapefruit an meinem Eierstock«, sagte Julie. »Sie dachte, ich könnte Endometriose haben, aber sie war sich nicht sicher.« Die Zyste wurde operativ entfernt. »Als der Schmerz kurz nach der Operation stärker wurde, schickte sie mich zu einer Spezialistin.« Die Spezialistin bezweifelte zunächst, dass Julie Endometriose hatte. »Sie dachte, ich sei zu jung, um diese Krankheit zu haben, und dass ich übertreiben würde. Sie meinte, sie würde eine Laparoskopie durchführen, um sich das mal anzusehen, aber sie war fest überzeugt, nichts zu finden. Nach einer fünfstündigen Operation bin ich aufgewacht und sie sagte mir, ich hätte überall Endometrioseherde. Ich war 15 Jahre alt und befand mich bereits im Stadium IV.« Die Ärztin verbrannte die Herde mittels Laserchirurgie. Julies Schmerz blieb.

Eine Laseroperation folgte der anderen und Julie verpasste viel in der Schule, manchmal drei bis fünf Monate pro Schuljahr. Sie musste von einem Hauslehrer unterrichtet werden, um ihren

Abschluss zu schaffen. Eine der Operationen wurde von einem Endometriose-Spezialisten durchgeführt, den ihr eine Freundin der Familie empfohlen hatte. Seine Praxis lag über 1400 Kilometer von Julies Wohnort entfernt. Sollte diese Operation nicht funktionieren, würde er eine Hysterektomie empfehlen. Julie war zu diesem Zeitpunkt 18 Jahre alt. Der Gedanke, die Gebärmutter in einem so jungen Alter zu verlieren, war zwar schrecklich, wenn sie dadurch aber Linderung für ihre Schmerzen erfahren würde, wäre sie damit einverstanden.

»Ich sagte ihm: ›Wenn es eine Chance gibt, meine Gebärmutter zu retten, dann tun Sie es bitte.‹ Aber als ich nach der Operation aufwachte, sagte er mir, er habe sie entfernen müssen. Er sagte, es wäre für mich ohnehin unmöglich geworden, Kinder auszutragen, meine Gebärmutter sei in einem sehr schlechten Zustand gewesen«, erzählte Julie.

Sie sagte, dass sie sich nach der Hysterektomie ein paar Monate lang besser gefühlt hatte, besser als jemals, seit ihr Menstruationszyklus eingesetzt hatte. »Aber sechs Monate nach der Operation kamen die Schmerzen wieder«, schilderte Julie. »Es war nicht so schlimm wie davor, aber sie waren wieder da. Ich hatte während meines Studiums noch drei weitere Laseroperationen.«

Nach dem Abitur begann Julie Jura zu studieren. Die Schmerzen wurden im ersten Jahr unerträglich. »Ich nahm ein Heizkissen mit in die Uni. Es hinterließ einen bleibenden Brandfleck auf meiner Haut, so oft habe ich es benutzt. Dann fing ich an, den Unterricht zu schwänzen, und schließlich brauchte ich ein ärztliches Attest.«

Sie kehrte zu demselben Arzt zurück, der die Hysterektomie durchgeführt hatte. Er sagte ihr, er gehe nicht davon aus, dass sie immer noch Endometriose habe. »Ich wusste, dass das nicht stimmte«, erzählte Julie. »Die Schmerzen waren schlimmer als alles, was ich davor erlebt hatte. Sie führten Tests durch, sagten, sie seien negativ, und hielten mich hin. Ich wusste nicht, was ich tun sollte. Ich hatte alle Hoffnung auf Besserung verloren.«

Sie fand einen weiteren Endometriose-Spezialisten, der befand, die drei Operationen seien nicht notwendig gewesen. Was war seine Lösung? »Physiotherapie«, berichtete Julie. »Er dachte, ich bräuchte nur einen Physiotherapeuten. Es hat nicht geholfen, es wurde nur noch schlimmer. Ich war völlig ratlos. Ich hatte keine Ahnung, was ich noch tun sollte. Und meine körperliche Beweglichkeit war ziemlich eingeschränkt.«

Der Freund ihrer Mutter, der nicht mehr mitansehen konnte, dass sie so viel litt, recherchierte im Internet und fand mich. Julie hatte in so kurzer Zeit so viele Ärzte konsultiert, keiner hatte etwas unternommen, was gewirkt hätte, ja einige Vorschläge verschlimmerten ihren Zustand sogar. So wusste sie nicht, was sie von mir halten sollte, als sie das erste Mal in meine Praxis kam. Aber ich glaubte ihr, dass sie sehr große Schmerzen hatte und dass sie sofortige Hilfe brauchte. Allein schon deshalb vertraute sie mir.

»Ich wusste, dass ich an der richtigen Stelle angekommen war«, erzählte Julie. »Dr. Seckin konnte nicht fassen, dass mir die Gebärmutter entfernt wurde, als ich 18 Jahre alt war. Er sagte, er hätte das nie getan. Er wusste, was in meinem Körper los war, und noch wichtiger als das war, dass er wusste, wie er mich richtig behandeln musste. Er stellte einen Therapieplan auf und erklärte mir alles. Das hatte kein anderer Arzt zuvor gemacht. Er stellte mir auch die anderen Ärzte vor, die während der Operation Teil seines Teams sein würden. Ich hatte das Gefühl, dass die Ärzte, bei denen ich vorher gewesen war, immer sehr schnell operieren wollten, weil sie jedes Mal damit Geld verdienten. Dr. Seckin führte meine zwölfte Operation durch. Wäre diese OP meine erste gewesen, wäre es wahrscheinlich die einzige geblieben.«

Julie sagte, sie habe sich endlich damit abgefunden, dass sie so früh eine Hysterektomie gehabt hatte. »Ein Teil von mir ist immer noch wütend, aber ich kann nichts tun. Jetzt, da ich älter bin und über die Krankheit gut Bescheid weiß, weiß ich, wie unverantwortlich es von jenem Arzt war, diese Operation durchzuführen. Sowas sollte keiner jungen Frau passieren.«

Sie hat sich auch damit abgefunden, dass es zwölf Operationen brauchte, damit es ihr besser ging. »Man fängt an, an seinem Verstand zu zweifeln, weil die Ärzte daran zweifeln«, erklärte sie. »Ich weiß, es ist kein Krebs. Endometriose tötet nicht. Wie der Krebs ist sie aber invasiv, breitet sich immer weiter aus, verursacht starke Schmerzen und wirkt sich sehr stark auf dein Leben und das deines engen Umfelds aus. Das muss einfach von der Allgemeinheit erkannt werden.«

Einer erheblichen Anzahl meiner Patientinnen – wahrscheinlich jeder 15. oder 20. – war zu dem Zeitpunkt, als sie zu mir kamen, die Gebärmutter bereits entfernt worden, weil Ärzte zu diesem Schritt geraten hatten. In den meisten Fällen war dies wahrscheinlich unnötig. Wenn Ihr Arzt Ihnen zu einer Hysterektomie rät, geraten Sie nicht in Panik, sondern vertrauen Sie Ihrem Instinkt und verteidigen Sie Ihre Gebärmutter. Stellen Sie Ihrem Arzt viele Fragen und holen Sie sich auch andere Meinungen ein, vor allem, wenn Sie eines Tages Kinder bekommen möchten. Denn sobald Ihre Gebärmutter herausoperiert ist, gibt es kein Zurück mehr. Selbst wenn Sie keine Kinder haben möchten, müssen Sie wissen, dass das Entfernen der Gebärmutter die Endometriose oder die Schmerzen nicht stoppt, wenn sich die Krankheit auf andere Bereiche im Becken ausgedehnt hat. Finden Sie zunächst genau heraus, was das Problem ist und was die möglichen Lösungen wären. Dann bestimmen Sie die Vorgehensweise, die Ihnen am besten erscheint. Siehe auch die Abbildung Nummer 11 im Bildteil auf Seite 141.

17
Blinddarmentzündung

Der Blinddarm ist ein Organ, das sich auf der rechten Seite des Unterleibs befindet und er hat, soweit wir wissen, keine Funktion. Die Blinddarmentzündung (Appendizitis) ist eine Entzündung des Wurmfortsatzes. Sie erfordert normalerweise einen relativ kurzen Aufenthalt in der Notaufnahme, wo der entzündete Teil operativ entfernt wird. Der Eingriff ist so einfach, dass er meist ambulant durchgeführt wird, vorausgesetzt, der Wurmfortsatz ist nicht geplatzt. Wenn das passiert, kann es zu ernsten Komplikationen in der Bauchhöhle kommen, es muss sofort gehandelt werden, bevor es zu irreparablen Schäden kommt.

Endometriose wird häufig als eine Blinddarmentzündung fehldiagnostiziert, aus denselben Gründen, aus denen sie häufig auch für das Reizdarmsyndrom gehalten wird. Wenn man sich einige Symptome der Blinddarmentzündung anschaut – Schmerzen im Unterleib, Krämpfe, Blähungen, Durchfall, schmerzhaftes Urinieren und Übelkeit – ist es nachvollziehbar, wie es zur Fehldiagnose kommt. Viele Endometriose-Patientinnen kommen jedoch in die Notaufnahme, wo Zeit und Aufmerksamkeit fehlen, um die wahre Ursache zu erkennen. Ärzte, die eine Operation durchführen, weil sie der Meinung sind, dass die Blinddarmentzündung die Schmerzursache ist, wissen meist nichts über Endometriose, sodass sie sie nicht erkennen könnten, auch wenn sie sie direkt vor sich hätten (was oft der Fall ist). Es ist eine Frage der Verantwortung, finde ich. Wenn Ärzte ein Organ entfernen, sollten sie eine Krankheit erkennen, die direkt vor ihren Augen liegt. Leider ist es meistens so, dass der entfernte Wurmfortsatz in der Pathologie untersucht wird und sich herausstellt, dass keine Blinddarmentzündung vorlag. Und wenn doch, nimmt der Allgemeinchirurg an, dass es kein weiteres Problem gebe, und die Endometrioseherde bleiben in den Bereichen um den Blinddarm herum bestehen.

Wenn ein Arzt die Endometriose nicht richtig behandeln kann, sollte er Spezialisten kennen – vor allem solche, die eine Exzision durchführen –, an die er seine Patientin überweisen kann. Ärzte, die Blinddarmoperationen durchführen und Endometriose erkennen, tun sie häufig als »Frauenkrankheit« ab und geben der Patientin eine Überweisung zum Gynäkologen (dem diese Krankheit vielleicht nicht einmal geläufig ist, und das ist wiederum ein anderes Problem). Endometriose ist nicht einfach eine »Frauenkrankheit«. Es ist eine Multiorganerkrankung, von der Frauen betroffen sind. Sie muss identifiziert und dringend behandelt werden.

In Stephanies Fall ließen einige Ärzte die Dringlichkeit vermissen. Ein Arzt sah einen Tumor an ihrem Wurmfortsatz, also entfernte er den Wurmfortsatz. Während der Operation stellte er fest, dass mehrere ihrer Organe von Endometriose befallen waren, aber anstatt sie an einen Spezialisten zu überweisen, schickte er sie zurück zum Frauenarzt. Dieser wusste nicht besonders viel über die Krankheit und verschrieb ihr Medikamente, um die Wechseljahre einzuleiten. Das Problem wurde somit nicht gelöst. Stephanie ging zu einem anderen Gynäkologen, der eine Hysterektomie durchführte, aber die Endometrioseherde an den anderen Organen nicht entfernte. Stephanie verlor viel Zeit sowie ihre Fortpflanzungsorgane, dabei hätten besser informierte Ärzte viel früher handeln können.

Wenn bei Ihnen eine Blinddarmentzündung diagnostiziert wird, kann das richtig sein. Sie kommt häufig vor. Wenn Sie jedoch andere Symptome einer Endometriose haben, informieren Sie Ihren Arzt. Stellen Sie im Fall einer Blinddarm-OP sicher, dass der operierende Chirurg weiß, was Endometriose ist, und bitten Sie ihn, während des Eingriffs nach Endometrioseherden zu suchen. Wenn Sie, nachdem der Wurmfortsatz entfernt wurde, immer noch Schmerzen haben, vor allem während der Periode, wissen Sie, dass sie höchstwahrscheinlich an Endometriose leiden. Sie müssen einen Arzt finden, der die Dringlichkeit der Situation versteht. Es wird Ihnen nicht schaden, keinen Wurmfortsatz mehr zu haben, wohl aber, Zeit zu verlieren, bis das eigentliche Problem angegangen wird.

18 Eierstockzysten

Eierstockzysten sind ein Teil des Ovulationsprozesses und bilden sich jeden Monat. Die Zysten, die sich im Inneren der Eierstöcke befinden, sind mit einer Flüssigkeit gefüllt. Oft ist sie durchsichtig und die Zysten sind harmlos; sie verschwinden zumeist von allein, ohne Medikation. Manchmal können es Schokoladenzysten sein – gefüllt mit Teilen von endometriotischem Gewebe, verdicktem Blut und Entzündungsenzymen –, die qualvolle Schmerzen verursachen können.

Wenn der Arzt einer Frau sagt, dass sie eine einfache Eierstockzyste habe und sich nicht sorgen müsse, diese Zyste aber in Wirklichkeit eine Schokoladenzyste ist, ist die Fehldiagnose ziemlich gravierend und kann verheerende Auswirkungen haben. Denn dann handelt es sich oft um einen sehr weit fortgeschrittenen Endometriosefall. Diese Zysten platzen und laufen während der Menstruation aus. Dabei klebt sich eine dicke, schokoladenartige Flüssigkeit am Darm und an den Beckenflanken fest und sickert später in diese Organe ein. Patientinnen mit geplatzten Ovarialzysten landen in Notaufnahmen. Weiter oben haben Sie gelesen, dass Micheles Arzt eine kleine Eierstockzyste diagnostizierte und ihr die Antibabypille verschrieb, da diese die Zyste verkleinere (da die Pille die Östrogenausschüttung reduziere). Sechs Wochen später, nachdem die Zyste geplatzt war, musste Michele sich einer Notoperation unterziehen.

Basira, eine Patientin Ende 20, hatte viele Symptome einer Endometriose, einschließlich Verstopfung, Schmerzen beim Geschlechtsverkehr, in den Beinen, im unteren Rücken und in den Eierstöcken. Als Krankenschwester war ihr die Krankheit Endometriose vertraut und sie ging davon aus, dass sie die Ursache ihrer

Symptome war. Ihr Frauenarzt sah im Ultraschallbild eine Schokoladenzyste. Er hatte zwar die richtige Diagnose gestellt, aber den potenziellen Schweregrad der Erkrankung nicht verstanden, denn er schlug Basira vor, die Pille zu nehmen, damit die Zyste kleiner werde. Basira recherchierte zum Thema Schokoladenzysten und verstand, dass die Pille nicht die Lösung war. »Ich wusste, dass es absolut keinen Grund gab, warum ich eine mit Blut gefüllte Zyste in meinem Eierstock behalten sollte«, sagte Basira. »Mir war klar, dass es ernster war, als der Arzt annahm.«

Wenn Ihr Arzt Ihnen sagt, dass Sie eine Zyste haben, Sie sich aber keine Sorgen machen müssen, fangen Sie bitte an, Fragen zu stellen. Die erste sollte lauten: »Ist es eine Schokoladenzyste?« Wenn das der Fall ist, dann haben Sie auf jeden Fall etwas, worüber Sie sich Sorgen machen müssen. Die Zyste muss operativ entfernt werden, bevor sie platzt und größeren Schaden verursacht. Wenn der Arzt antwortet: »Ich weiß es nicht« oder: »Ich glaube nicht, dass es das ist«, dann suchen Sie einen Arzt, der es weiß. Sie dürfen in dieser Situation kein Roulette spielen. Wenn es sich nicht um eine Schokoladenzyste handelt und Sie versuchen, sie mit der Pille oder einer anderen Methode zu behandeln, lassen Sie sich unbedingt von Ihrem Arzt überwachen und behandeln Sie zukünftige Zysten genauso sorgfältig. Nur weil die erste keine Endometriose-Zyste war, bedeutet das nicht, dass die nächste es nicht sein wird.

Die folgenden Abbildungen können Sie auch auf dieser Webseite herunterladen: www.drseckin.com/the-doctor-will-see-you-now

Das weibliche Becken

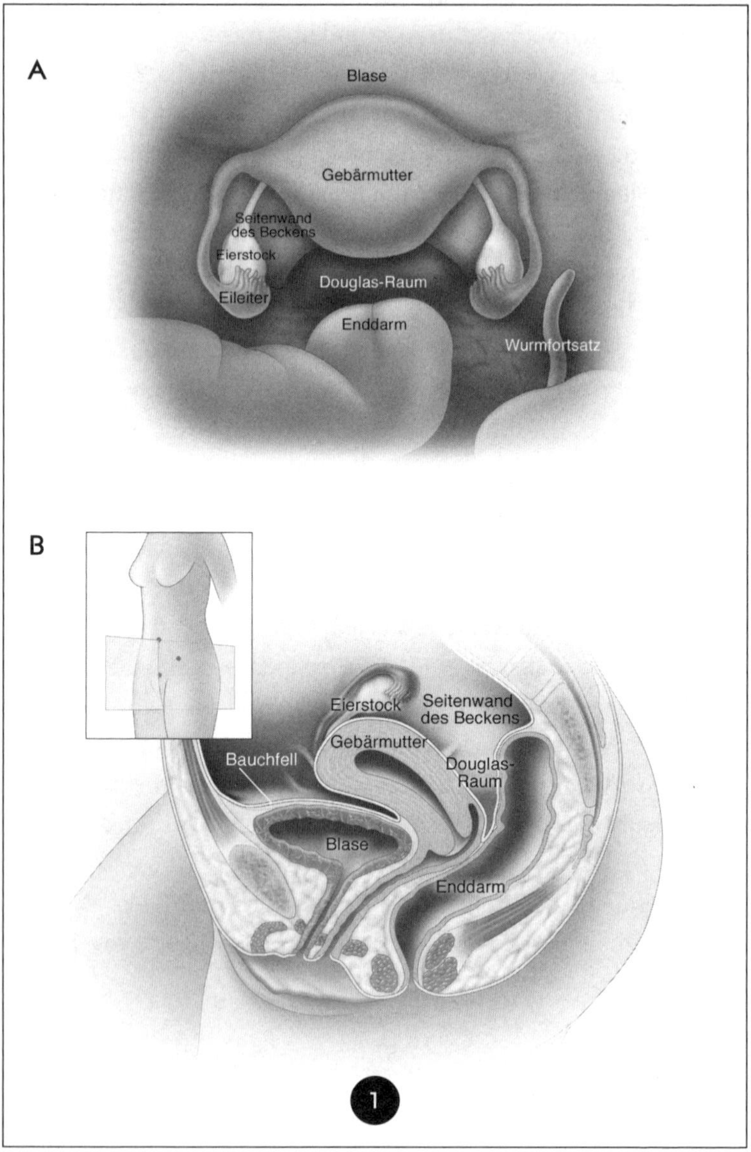

Normale Menstruation

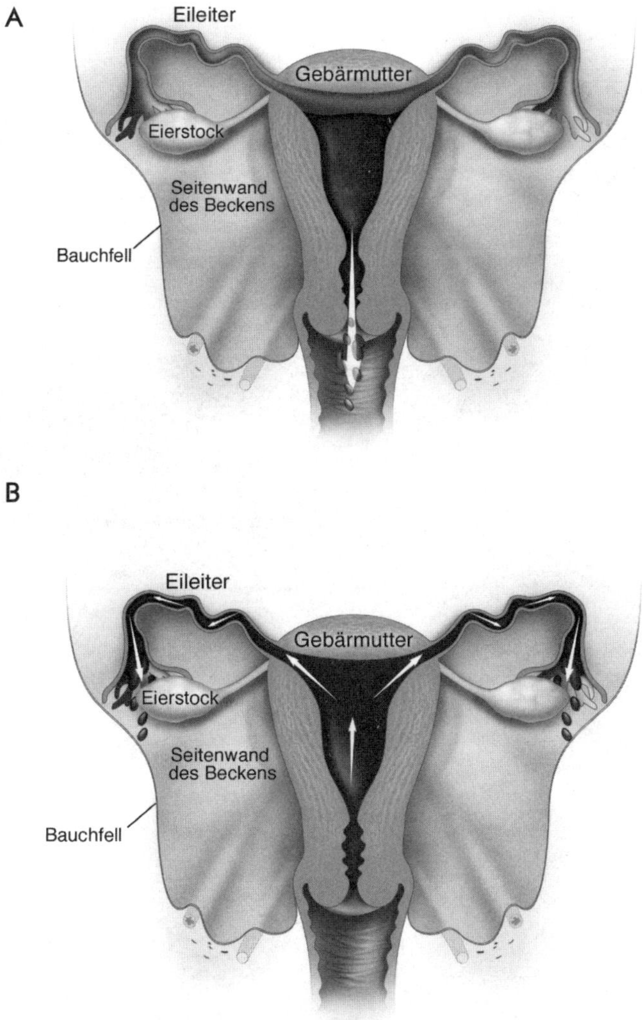

2

Rückläufige Menstruation

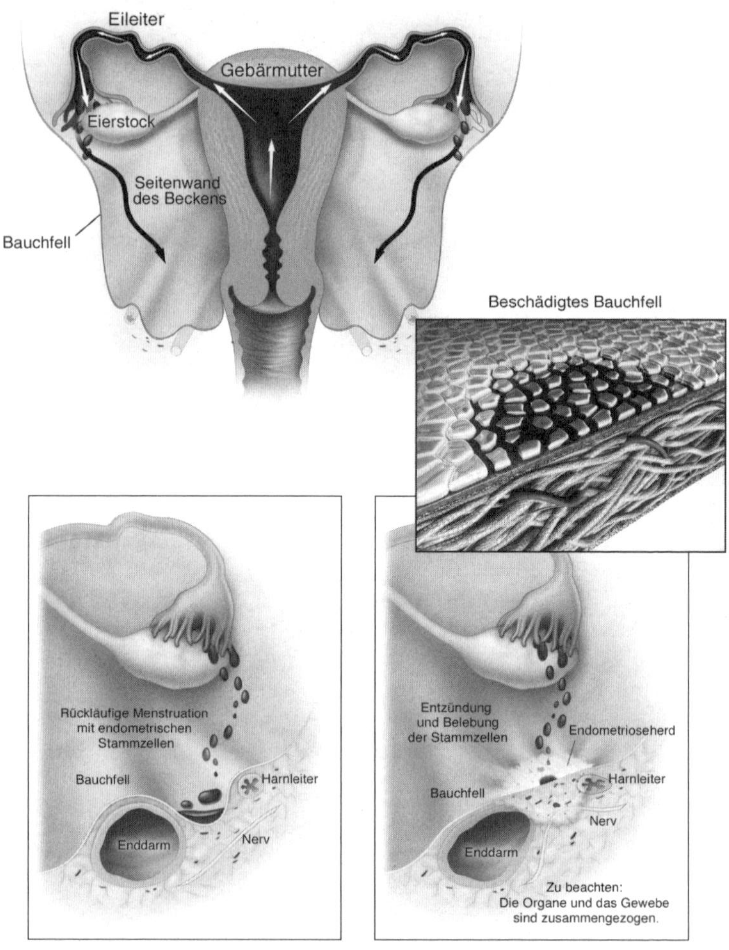

3

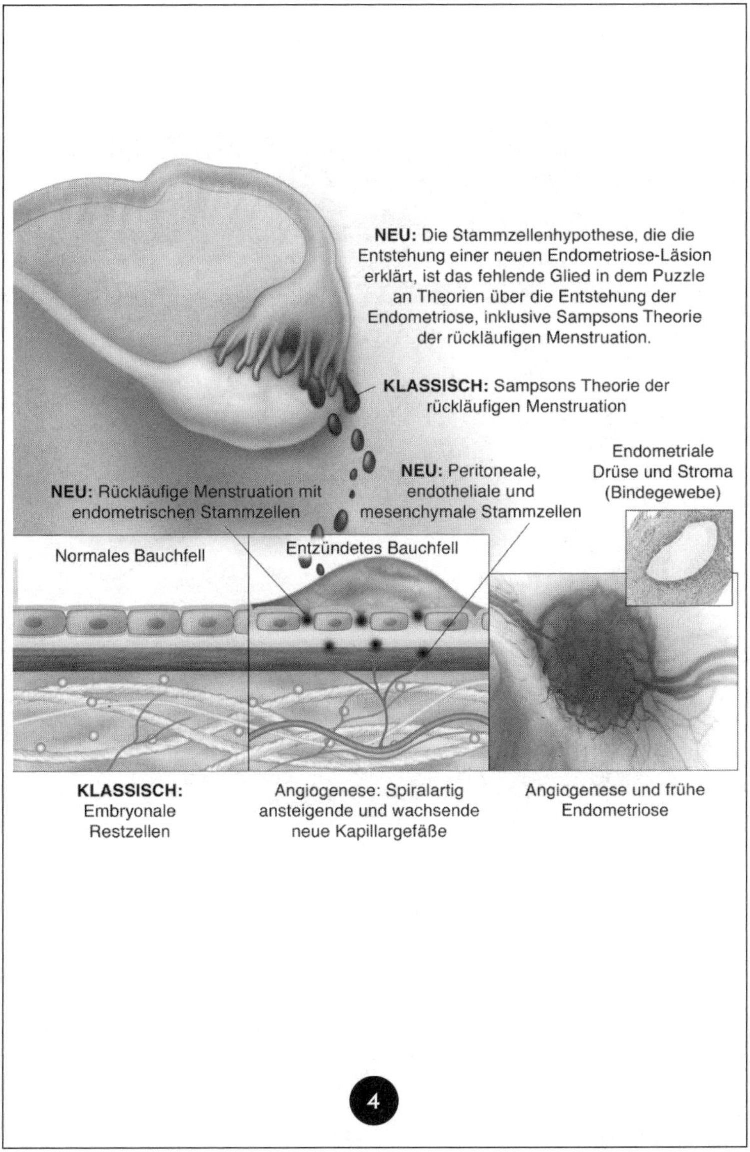
NEU: Die Stammzellenhypothese, die die Entstehung einer neuen Endometriose-Läsion erklärt, ist das fehlende Glied in dem Puzzle an Theorien über die Entstehung der Endometriose, inklusive Sampsons Theorie der rückläufigen Menstruation.
KLASSISCH: Sampsons Theorie der rückläufigen Menstruation
Endometriale Drüse und Stroma (Bindegewebe)
NEU: Peritoneale, endotheliale und mesenchymale Stammzellen
NEU: Rückläufige Menstruation mit endometrischen Stammzellen
Normales Bauchfell
Entzündetes Bauchfell
KLASSISCH: Embryonale Restzellen
Angiogenese: Spiralartig ansteigende und wachsende neue Kapillargefäße
Angiogenese und frühe Endometriose
4

Peritoneale Endometriose

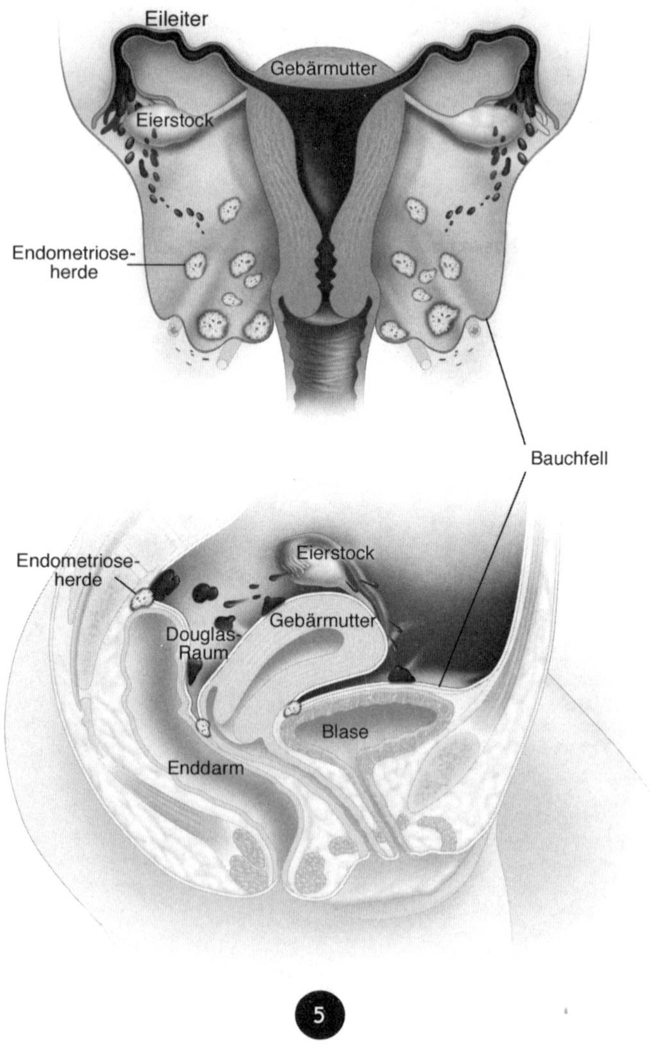

5

Peritoneale Endometriose

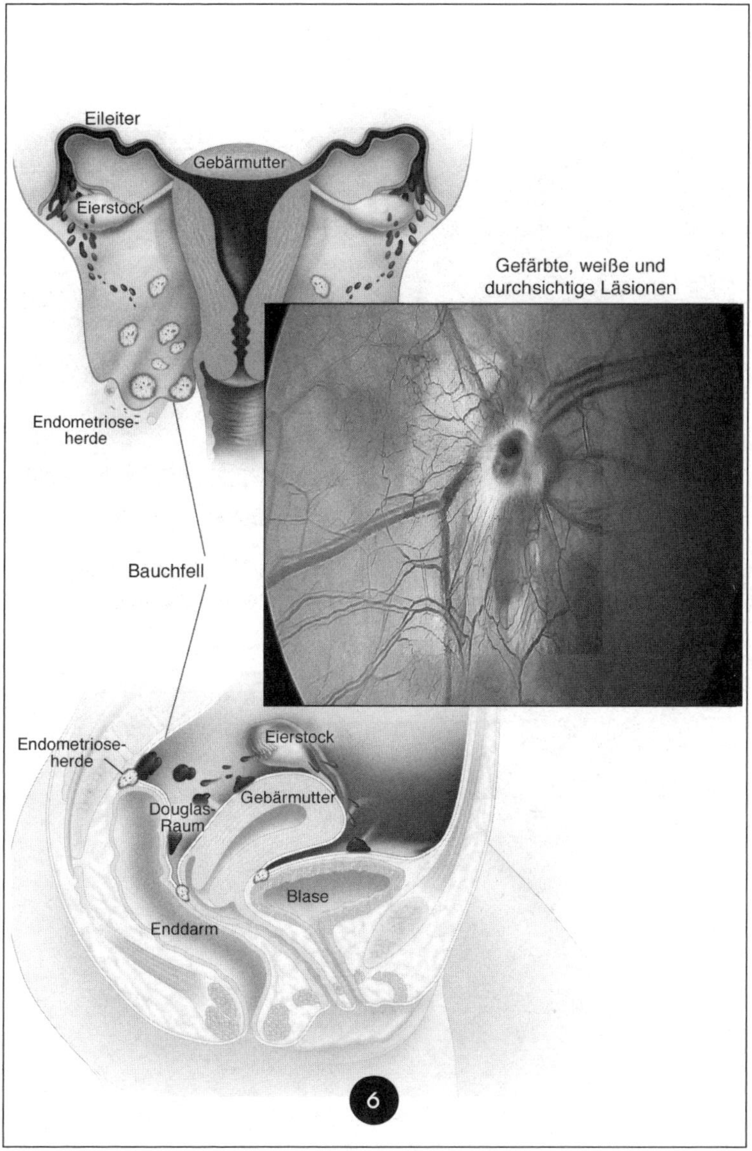

Peritoneale Endometriose

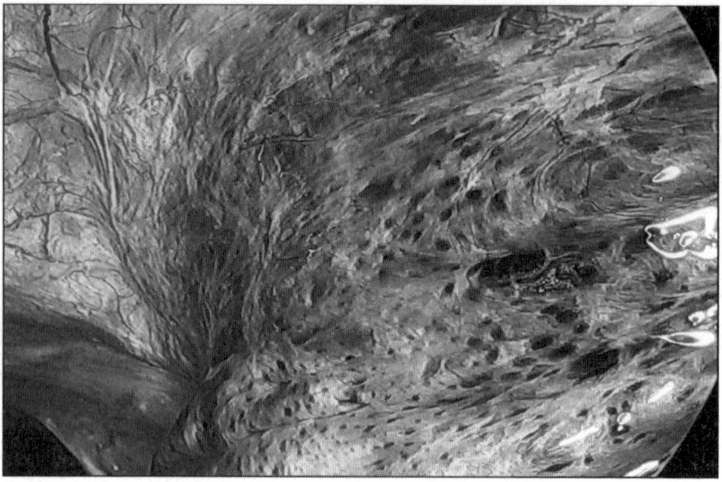

Weiße und durchsichtige Läsionen werden mit der »Aquablau-Kontrasttechnik« (ABC-Technik) am besten sichtbar gemacht.

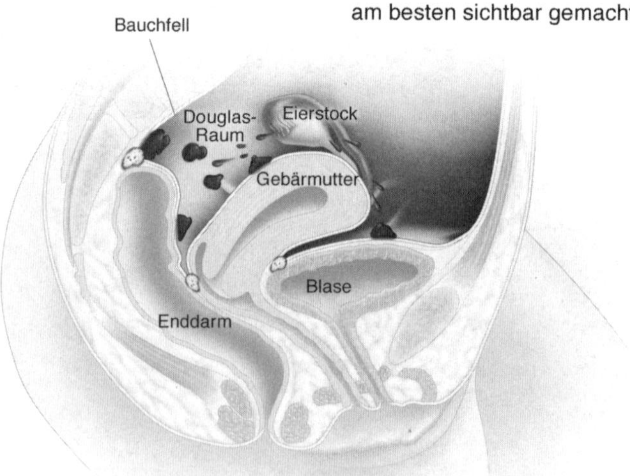

7

Peritoneale Endometriose

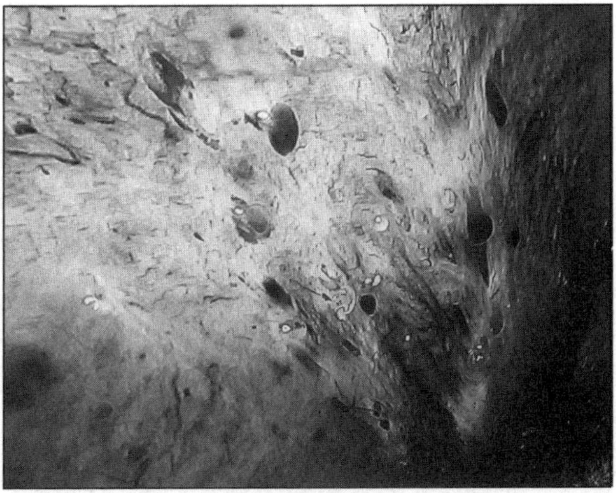

Weiße und durchsichtige Läsionen werden mit Dr. Seckins »Aquablau-Kontrasttechnik« (ABC-Technik) am besten sichtbar gemacht.

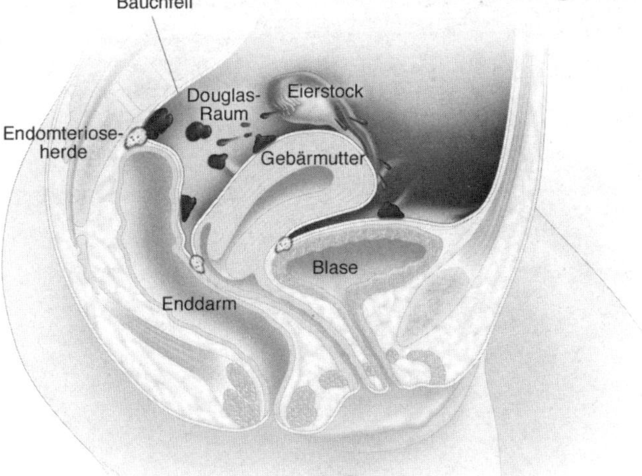

8

Gesundes Bauchfell

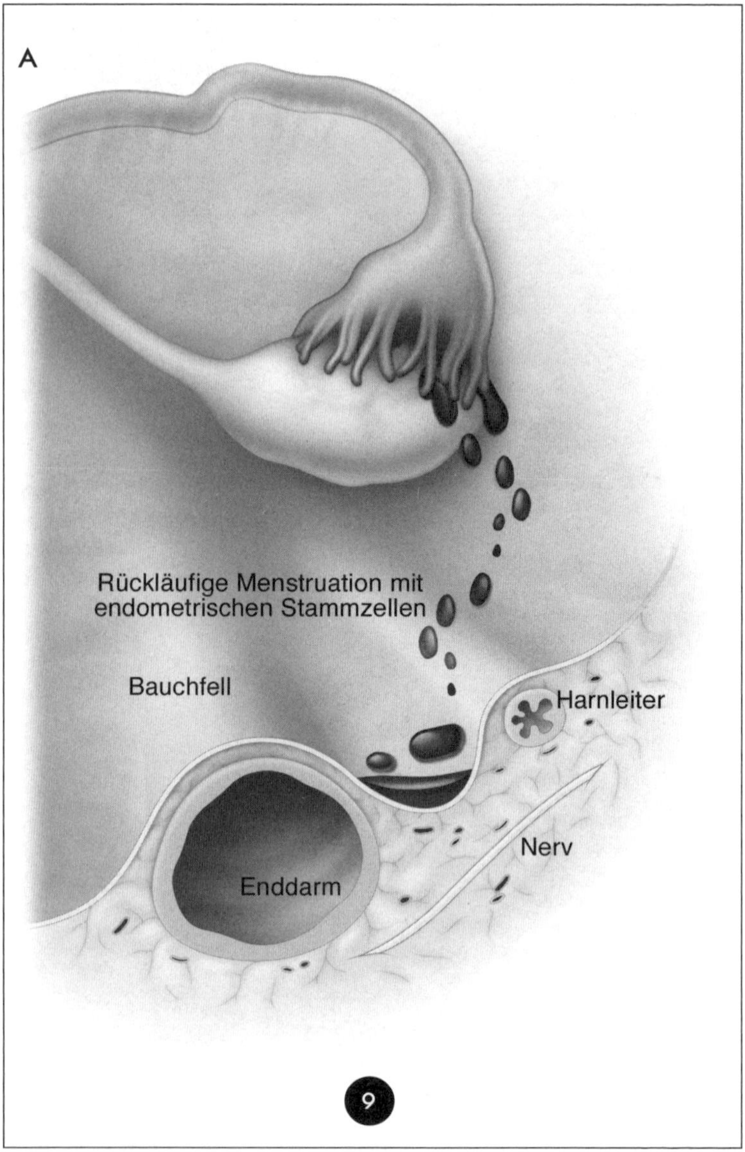

Läsion am Bauchfell

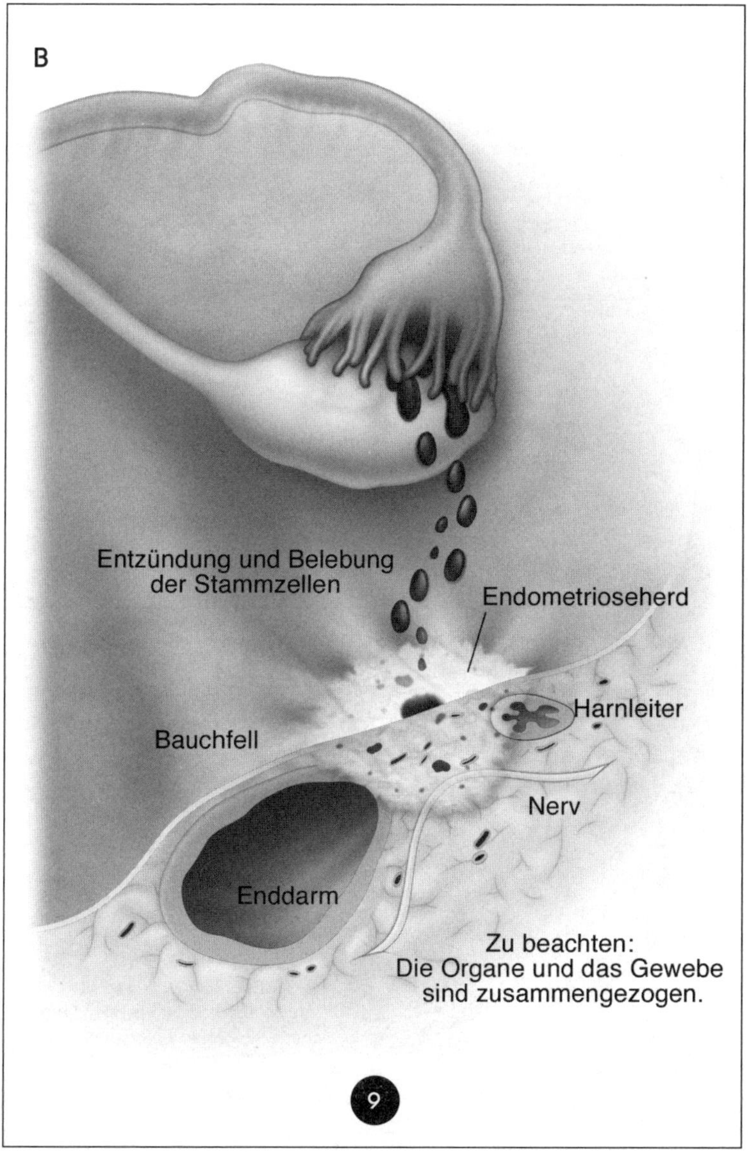

Tief infiltrierende Endometriose: Verstopfung, erschwerter Stuhlgang, Durchfall

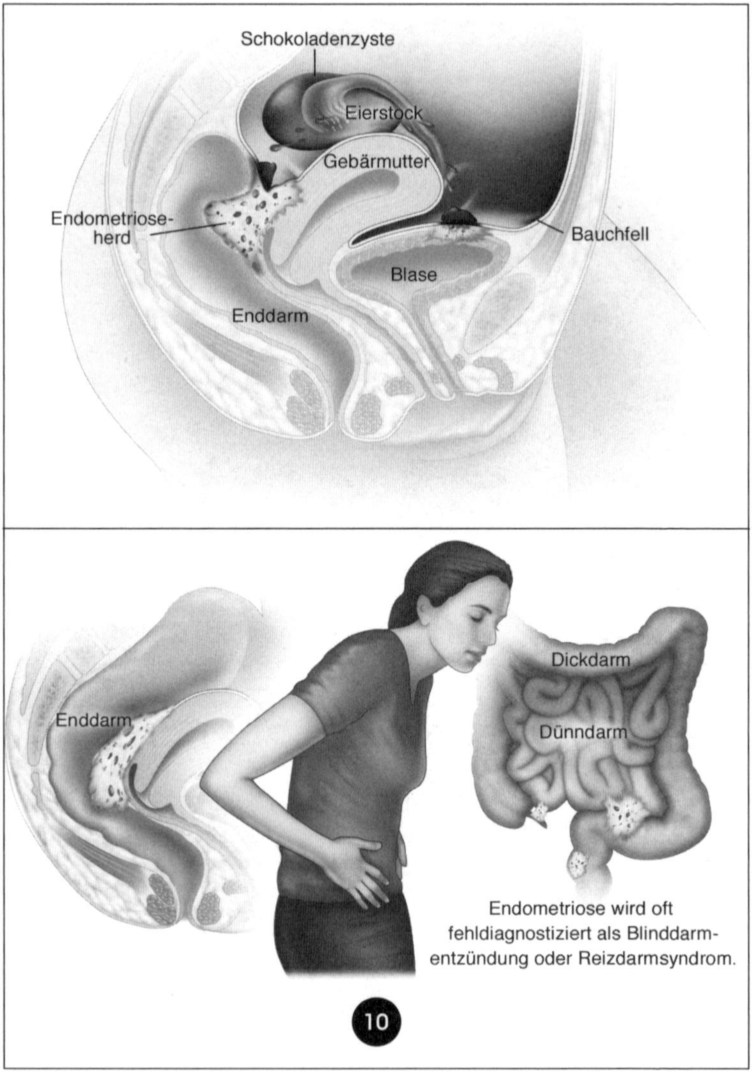

Häufige Ursachen für starke und schmerzhafte Regelblutungen: Adenomyose (Endometriose in der Gebärmuttermuskulatur), Polypen und Myome

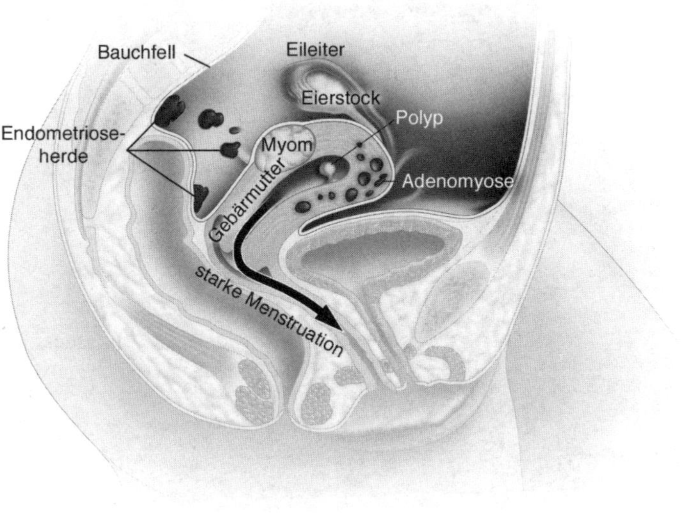

11

Übliche Stellen, an denen sich Endometrioseherde bilden können

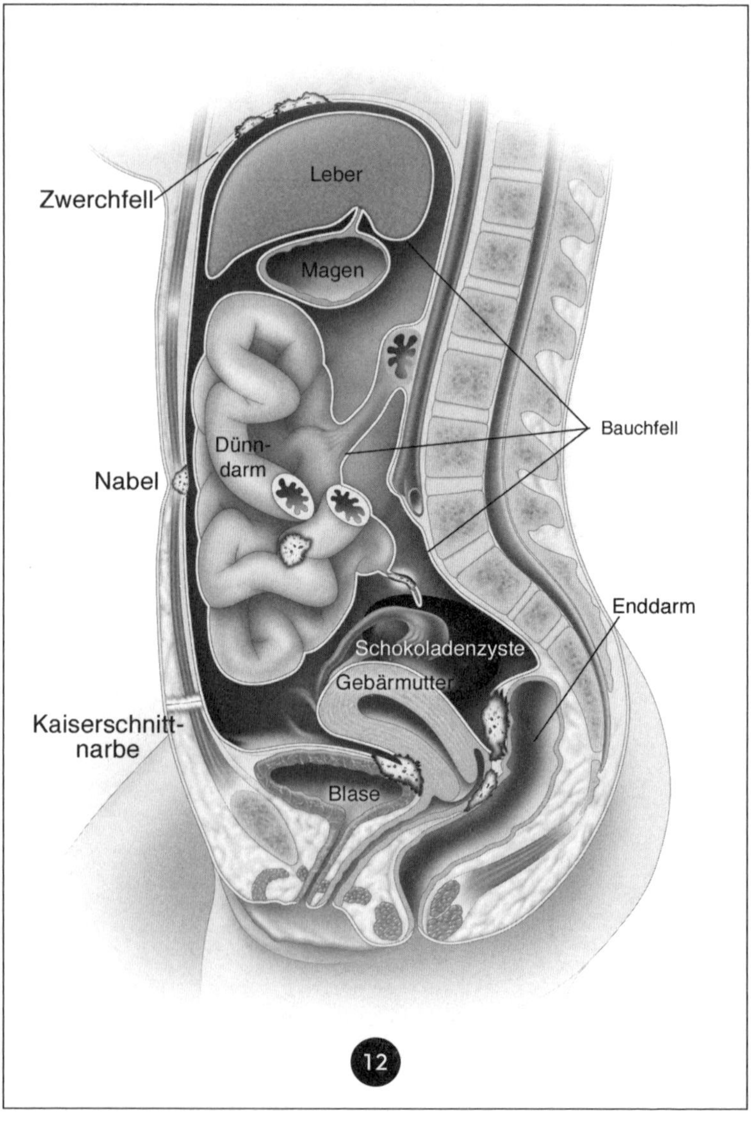

Die Verödung von Endometrioseherden mit Strom ist eine ungenügende Therapiemethode, es bleibt Endometriose zurück. Adenomyose (Endometriose in der Gebärmuttermuskulatur), Polypen und Myome

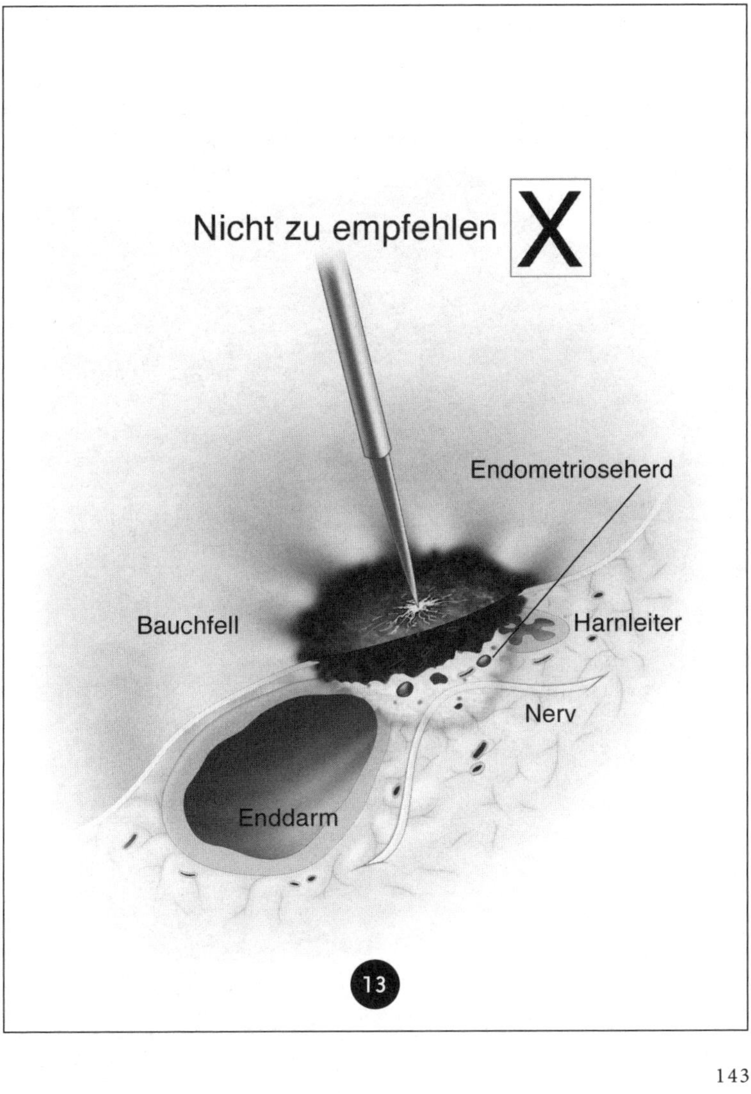

Die Laserablation (Abtragung) der Läsion ist ungenügend, es bleibt Endometriose zurück.

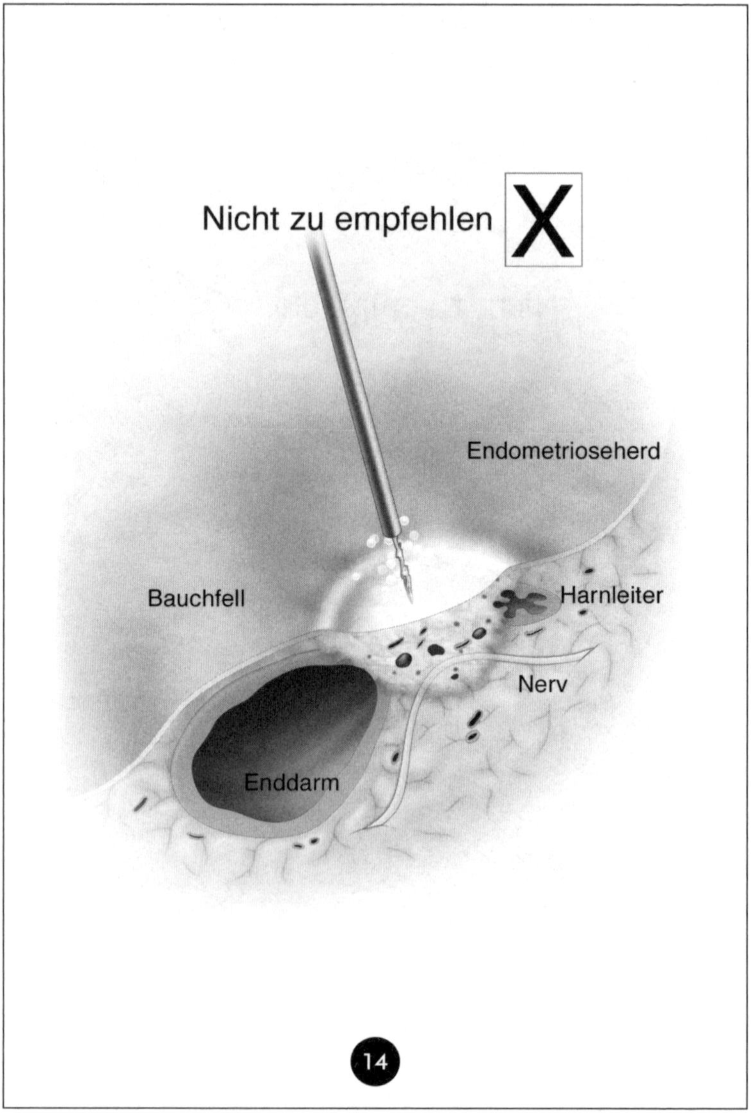

Exzision der Läsion: Das ist der richtige Eingriff, es bleibt keine Endometriose zurück.

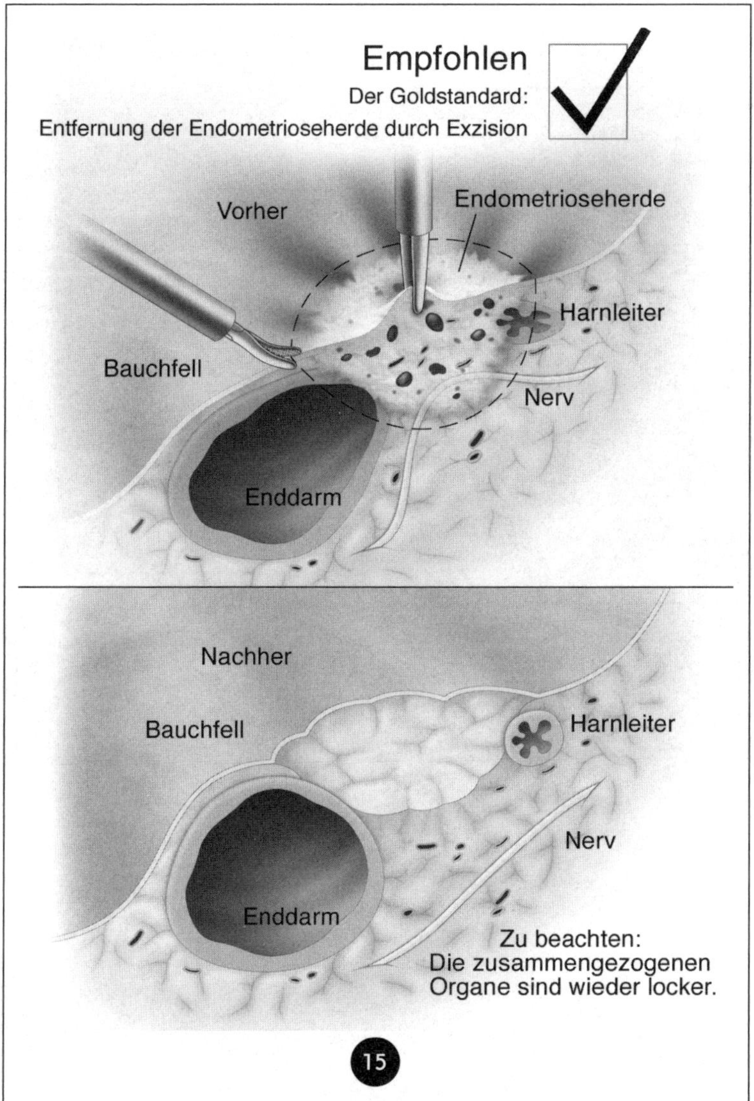

Schmerzen beim Geschlechtsverkehr

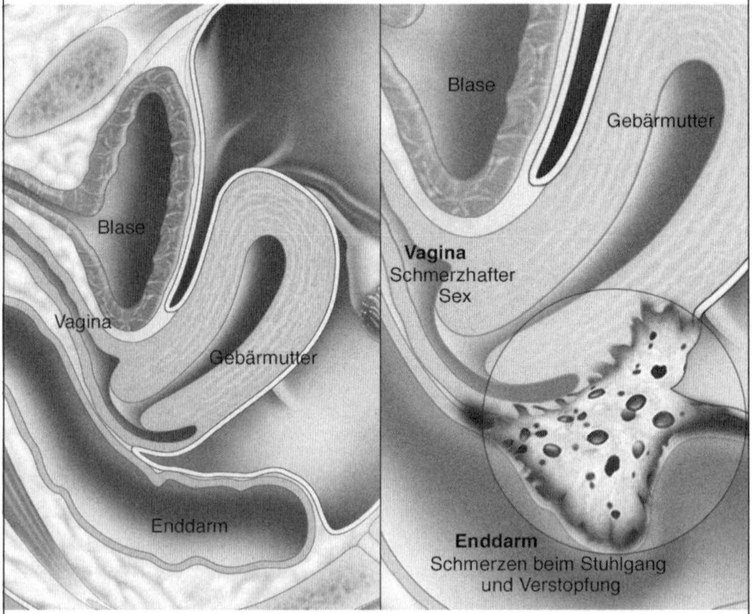

16

FOLGEN

19
Die Mitleidenden

Laurens Mann Tom haben Sie zu Beginn dieses Buches schon kennengelernt, und Sie haben erfahren, wie schwer es ihm fiel, mit anzusehen, wie seine Frau jahrelang litt. Wie bereits erwähnt, wird kein Mensch, der nicht an Endometriose leidet, jemals die körperlichen Belastungen, denen eine Frau mit Endometriose ausgesetzt ist, genau nachempfinden können. Der Partner, die Mutter oder die Tochter der erkrankten Frau werden aber auf einer emotionalen Ebene mit ihr mitleiden.

Drew kennt dieses Gefühl nur zu gut. Seine Frau Carissa litt etwa 25 Jahre lang an Endometriose, bevor sie 2015 zu mir kam. Sie wies schwere Symptome der Krankheit auf, aber es wurde die falsche Diagnose gestellt. Als sie schließlich die richtige Diagnose erhielt, wurde eine Laseroperation durchgeführt. In dieser Hinsicht war es eine klassische Endometriose-Geschichte. Typisch war auch, dass sie einen Partner hatte, der mit ihr mitlitt. Drew und Carissa sind seit zehn Jahren verheiratet und seit etwa zwölf Jahren ein Paar. Sie haben zwei kleine Kinder. (Überraschenderweise war Unfruchtbarkeit zum Glück keins von Carissas Symptomen.) Nachdem ich seine Frau operiert hatte, sagte Drew: »Wir haben unser Leben zurück.« Damit hatte er nicht mehr gerechnet.

»Meine Frau ist eine sehr unabhängige, motivierte Frau, eine Macherin, die sich um die Kinder, mich und ihren Job kümmert, die sich nie beschwert und nie krank wird. Wenn sie solche schlimmen Schmerzen hat und nicht genau weiß, worum es sich dabei handelt oder an wen sie sich wenden soll, ist es sehr schwer – für alle«, sagte Drew. »Ich habe immer mein Bestes gegeben, damit es ihr gut geht und ich sie entlaste. Und wenn ich nichts tun konnte, hat es mich wahnsinnig gemacht. Das waren die Auswirkungen dieser Krankheit auf mich.«

Drew erzählte, dass die Endometriose, unter der Carissa litt, alles Gute in ihrem Leben zerstört hat. »Unser Gefühls- und Sexualleben ging verloren. Die Krankheit hat meine Frau im Umgang mit unseren Kindern eingeschränkt, weil Mami nicht mit ihnen auf dem Boden herumtollen oder mit ihnen spielen konnte, weil sie nicht hinter ihnen herlaufen, sie schnell auf den Arm nehmen oder baden konnte. Ich war dabei, nicht nur meine Frau, sondern auch meine beste Freundin zu verlieren. Es gibt nichts Schlimmeres, als zu sehen, wie die Person, die Sie lieben, mit dem Leben kämpft. Sie glauben nicht, dass es besser werden wird, da Sie am Ende des Tunnels kein Licht sehen.«

Drew erzählte, dass er wusste, dass mit Carissa etwas Körperliches nicht stimmte. Er war mit seiner Mutter und Schwester aufgewachsen, hat bei ihnen aber nie mitbekommen, dass sie nur annähernd solche Schmerzen gehabt hätten. »Carissa hatte zehn Tage im Monat Schmerzen. Ich sagte ihr, das könne nicht normal sein, aber sie meinte, es sei einfach so. Also dachte ich: ›Okay, ich bin raus. Sie weiß, wovon sie spricht.‹« Carissas Informationen stammten aus den üblichen Quellen: Frauen in ihrer Nähe, die dachten, ihre Beschwerden seien nichts anderes als »normale« Regelschmerzen, und Ärzte, die Endometriose nicht als Möglichkeit in Betracht zogen oder gar nicht wussten, dass es diese Krankheit gab.

Während ihrer beiden Schwangerschaften ließen die Endometriose-Beschwerden bei Carissa nach (da sie keine Regelblutung hatte). Aber nachdem das zweite Kind geboren war, kehrten die Schmerzen zurück. »Sie wollte nicht aus dem Haus gehen oder irgendetwas tun«, berichtete Drew. »Sie tat mir so leid. Im Sommer konnte sie kaum baden gehen. Wir mussten unseren Urlaub am Meer strategisch rund um ihren Zyklus planen. Unser Leben richtete sich immer danach, wie sie sich fühlte.«

Ich habe gesehen, wie diese Krankheit Beziehungen zerstört. Aber sosehr Drews und Carissas Ehe emotional auch litt, sie fanden einen Weg trotz der Hindernisse. »Ich hatte mich damit abgefunden, dass unser Leben immer so sein würde«, sagte Drew. »Es war definitiv ein wahnsinniger Ritt.«

Alles änderte sich, als Carissa die richtige Diagnose bekam, erfuhr, was Endometriose ist, und sich einer Operation (Exzision) unterzog. Heute ist sie schmerzfrei und sie und ihr Mann haben ihr gemeinsames Leben rundum erneuert. Drew ist der Meinung, die breite Öffentlichkeit müsse über Endometriose informiert werden – Mädchen, Frauen, Männer, Ärzte und Krankenschwestern, alle sollten Bescheid wissen, damit niemand mehr wie Carissa leiden muss. »Es sollte Schulungen und Informationsbroschüren geben, die erklären, was ›normale‹ Regelbeschwerden sind. Viele Frauen haben Endometriose und wissen es nicht. Ich bin ein gestandener Mann, aber ich fühlte mich komplett hilflos, als meine Frau das alles durchmachte und ich nicht wusste, wie ich ihr helfen konnte. Wenn es um die Familie geht, denkt man, dass man schon einen Weg finden werde, um mit Schwierigkeiten klarzukommen. Aber bei einem gesundheitlichen Problem wie diesem kann man, wenn man nicht weiß, was es ist, nichts dagegen tun.«

Drews Gefühle spiegeln jene von Laurens Ehemann Tom wider. Tom berichtete, dass er sich als Partner angesichts der Krankheit komplett hilflos fühlte. Er sagte auch, so schwer alles auch sei, müsse man erkennen, dass die Partnerin einen in dieser schwierigen Zeit mehr denn je braucht. »Jedem, dessen Frau oder Freundin von dieser Krankheit betroffen ist, rate ich, sehr verständnisvoll zu reagieren und immer für sie da zu sein«, sagte Tom. »Diese Krankheit kann jede Frau treffen und lässt sie nicht weniger Frau sein. Sie können möglicherweise keine Kinder bekommen, aber geben Sie ihr nicht die Schuld daran. Versuchen Sie einfach zu verstehen, was sie durchmacht, und seien Sie geduldig. Seien Sie sich auch darüber im Klaren, dass es nach der Operation eine Weile dauern kann, bis sie sich erholt hat. Ermutigen Sie sie, sich zu entspannen und einen Schritt nach dem anderen zu machen.«

20
Nur für die Arbeit leben

Unternehmen verlieren jährlich Milliarden Dollar wegen der verheerenden Folgen der Endometriose. Trotzdem sind viele betroffene Frauen nach wie vor unglaublich fleißig und wehren sich dagegen, dass ihre Schmerzen sie von der Erfüllung ihrer Pflichten abhalten. Ich habe festgestellt, dass meine Patientinnen ehrliche, zuverlässige Frauen sind, die nicht bei der Arbeit fehlen wollen. Sie tun es auch nicht, vor allem, wenn sie sich aufgrund einer Krankheit, die sie nicht erklären können oder wollen, krankmelden müssten. Ich wiederhole an dieser Stelle noch einmal, was Padma Lakshmi über die Herausforderungen, mit Endometriose einem Job nachzugehen, gesagt hat: »Ich wollte den Leuten oft nicht sagen, was ich hatte, weil es wirklich peinlich ist, über die Periode zu sprechen, vor allem wenn man noch so jung ist. Es war wirklich nicht witzig. Nicht für meinen Lebenspartner und auch nicht für die Chefredakteurin, die mich für das Lingerie-Shooting gebucht hatte, wirklich für niemanden.« Darüber hinaus sehen Endometriose-Patientinnen normalerweise nicht krank aus. Wenn Frauen mit Endometriose behaupten, krank zu sein, wird ihre Aussage angezweifelt. Wenn sie versuchen, ihre Krankheit zu verbergen und weiterzuarbeiten, fühlen sie sich erbärmlich. Weder die eine noch die andere Methode ist befriedigend.

Carissa – ihren Ehemann Drew haben Sie bereits kennengelernt – ist Ergotherapeutin. Bis heute weiß sie nicht, wie sie ihren Arbeitsalltag vor der Operation gemeistert hat:

> »Ich habe damals an sechs Tagen in der Woche mit Kindern gearbeitet, die eine besondere Förderung brauchten. Ihre Altersspanne erstreckte sich von ein paar Tagen bis 13 Jah-

ren. Sie waren Autisten oder hatten verschiedene körperliche Behinderungen. Diese Arbeit ist kein Schreibtischjob, bei dem man mal eine kurze Pause machen kann und keiner merkt, was mit einem los ist. Ich war immer auf den Beinen und arbeitete manuell mit den Kindern und ihren Eltern. Meine Termine fanden im Halbstundentakt statt und ich musste immer alles im Griff haben. Wenn ich die Übungssitzungen abgesagt hätte, hätten diese Kinder es nicht verstanden. Und wenn ich nicht arbeitete, wurde ich nicht bezahlt. Ich weiß wirklich nicht, wie ich es geschafft habe. Ich dachte, ich würde durchdrehen. Wenn ich davon erzählte, wie ich mich fühlte, dachten die Leute, ich würde maßlos übertreiben, weil ich äußerlich okay aussah. Sie hatten keine Ahnung, was in mir vorging. Es war eine große Herausforderung, damit klarzukommen. Ich hatte nicht das Gefühl, dass ich mit irgendjemandem außer meinem Mann darüber reden konnte. Er war der Einzige, der mich verstanden hat.«

Carissa schluckte viele Ibuprofentabletten und machte sich bei jeder Gelegenheit eine Wärmflasche. Sie trug während ihrer Periode immer schwarze Hosen, damit man nichts sah, falls Blut durchsickerte. Sie plante ihre Klienttermine auch genau. »Babys teilte ich nicht für aufeinanderfolgende Termine ein, weil ich wusste, dass ich es körperlich nicht schaffte«, sagte sie. »Wenn ich ein Baby behandelte, wusste ich, dass es bestimmte Positionen gab, die ich nicht ausüben konnte, ohne dass der Schmerz zu groß geworden wäre. Wenn ich nicht so eng mit Kindern gearbeitet hätte, hätte ich mir an diesen Tagen definitiv freigenommen, aber die Kinder zählten auf mich. Ich wusste nicht, was ich sonst hätte tun sollen, und habe einfach hingenommen, dass mein Leben immer so sein würde. Ich lebte nicht, sondern quälte mich von Tag zu Tag.«

Auch Annie Rose ist eine Frau, die sich selten bei der Arbeit krankmeldete. Über zehn Jahre lang arbeitete sie für den Staat New Jersey – und man konnte immer darauf zählen, dass sie an jedem Arbeitstag anwesend sein würde. Alle ihre Termine mit den verschiedenen Ärzten legte sie in ihre Freizeit. Wenn sie sich schlecht fühlte, kam sie trotzdem zur Arbeit und fand immer einen Weg, ihre Aufgaben effizient zu erledigen. Einmal waren die Schmerzen so stark, dass sie direkt vom Büro ins Krankenhaus gebracht werden musste. Ein paar Tage später war sie wieder da – sie hatte immer noch Schmerzen und keine Diagnose. Aber sie kannte keinen anderen Weg. »Ich kam jeden Abend um 19:30 Uhr nach Hause, brach auf dem Sofa zusammen und ging am nächsten Morgen wieder los. Ich weiß nicht, wie ich es geschafft habe. Ich habe einfach nur für den Job gelebt.«

Unmittelbar vor der Operation, die ich durchführte, waren Annie Roses Schmerzen so überwältigend, dass sie sich krankmelden musste. In der Erholungsphase nach der OP hatte sie keinen Anspruch mehr auf Krankheitstage und musste sich arbeitsunfähig melden. »Meine in zehn Jahren angesammelten Krankheitstage wurden von der Endometriose verschluckt«, sagte sie. »Es gibt Leute, die sich krankmelden, um den Tag am Strand zu verbringen. Ich war zu aufrichtig, um so etwas zu tun. Und ich musste schließlich jeden Krankheitstag sparen, wegen dieser Krankheit.«

Elissa, die alleinerziehende Mutter von drei Kindern, die jeden Tag vier Stunden lang pendeln musste, arbeitete als Verwaltungsassistentin in einer Anwaltskanzlei – ein Job, der viel Interaktion mit Menschen erfordert. Sie gab sich große Mühe, dass niemand ihr die Schmerzen anmerkte, was zusätzliche Probleme verursachte. »Die Leute sahen mich an und sagten: ›Du siehst gesund aus. Es kann nicht sein, dass du dich so fühlst, wie du behauptest.‹ Man bekommt dann den Eindruck, es spiele sich alles nur im Kopf ab«, erklärte sie. »Ich hatte immer Schmerzen, war immer müde. Ich musste wegen der Arzttermine oft fehlen, und das war schwierig. Meine Chefs zeigten kein Verständnis. Sie hatten keine Ahnung, wie schlimm meine Situation war.«

Beth, die bereits über ihre Beschwerden beim Geschlechtsverkehr berichtet hat, war Markenstrategin bei einem großen Fernsehsender und später bei einem der weltweit größten Social-Media-Unternehmen. Sie tat alles, um zu verhindern, dass die Symptome der Endometriose überhand gewannen. »Ich hatte immer starke Schmerzen«, erzählte sie. »Ich konnte jeden Arbeitstag nur mit Schmerzmitteln durchstehen und versuchte, mich noch mehr auf meine Arbeit zu konzentrieren.« Als sie an einem Punkt ankam, an dem sie erkannte, dass die Krankheit sie aus dem Job treiben könnte, entschied sie sich, sich von mir operieren zu lassen. Schließlich wurde sie gesund, aber ihr Sozialleben hatte über die Jahre ganz schön leiden müssen. »Ich habe nie zugelassen, dass die Krankheit meiner Arbeit schadet, und wenn ich abends nach Hause kam, war ich im Eimer«, sagte sie. »Ich musste alle Verabredungen mit Freunden absagen.«

Im nächsten Abschnitt erfahren Sie mehr über die Schäden, die diese Krankheit Freundschaften zufügen kann. Keine der Frauen in diesem Kapitel und keine von den Tausenden anderen Patientinnen, deren Arbeitsleben von Endometriose betroffen war, hat je ein »Oh, ich Arme« gejammert, obwohl sie jedes Recht dazu gehabt hätten. Normalerweise erzählen sie nicht davon, wie sich diese Krankheit auf ihre Arbeit, ihr Sozial- oder Familienleben ausgewirkt hat. Sie tun das nur für dieses Buch und letztlich für Sie, weil sie nicht möchten, dass auch Sie das erleben, was sie durchgemacht haben. Sie wünschen sich, dass Sie es nicht mit Chefs zu tun bekommen, die Sie nicht verstehen, oder mit einem Unternehmen, das sich nicht kümmert. Sie wünschen sich, dass Sie nicht von Ihren Vorgesetzten oder Kolleginnen gefragt werden, wie krank Sie wirklich sind, nur weil Sie nicht krank aussehen. Sie sollen Ihre Traumkarriere wegen dieser Krankheit nicht an den Nagel hängen müssen. Lauren hat bereits berichtet, dass Sie wegen der Endometriose ihren Traumjob beim US Postal Inspection Service nicht ausüben konnte. Hören Sie ihr und dem Rest dieser Frauen zu und lernen Sie aus ihren Geschichten.

21 Wahre Freunde

Endometriose kann skrupellos sein, wenn es um das Sozialleben einer Frau geht. Sie verursacht nicht nur Probleme in der Paarbeziehung, sondern zeigt auch deutlich, wer die wahren Freunde sind. Einige Krankheiten, wie etwa Krebs, holen das Beste aus Freunden hervor. Sie kümmern sich rührend um eine Freundin oder eine geliebte Person, die betroffen ist, und unterstützen sie. Im Gegensatz dazu erhalten Frauen, die Endometriose-Symptome aufweisen – unabhängig davon, ob die Krankheit bereits diagnostiziert wurde oder nicht –, oft nicht die gleiche Art von Mitgefühl und Fürsorge. Das liegt hauptsächlich an dem mangelnden Wissen über diese Krankheit. Bei vielen Frauen hat die Krankheit einige soziale Verbindungen irreparabel zerstört.

Für Annie Rose begann es als Teenager, verschlechterte sich mit den Jahren und ist bis heute ein Problem. »Ich bin mehr als mein halbes Leben lang missverstanden worden«, erzählte sie. »Es begann, als ich 13 war. Ich sagte meinen Freunden, dass meine Periode heftig war und ich sehr große Schmerzen hatte. Sie fragten: ›Oh, ist es wirklich so schlimm bei dir?‹ Ich antwortete: ›Ja, es ist wirklich schlimm.‹ Und sie: ›Ach, es ist doch nur deine Periode.‹ Und sie fügten hinzu, das hätte jede Frau und ich müsste nur lernen, damit klarzukommen.«

Als Annie Rose Ende 20 war und immer noch keine klare Diagnose hatte, hatte sich die Einstellung ihrer Freunde nicht geändert. Die Freundschaften kühlten eher ab. »Sie sagten: ›Oh, sie findet wieder Ausreden, um nicht auszugehen. Sie ist depressiv.‹ Endometriose kann zu Depressionen führen, doch bei mir war das nicht der Fall. Ich hatte keine Ahnung, was mit mir los war, aber ich wusste, dass es etwas Körperliches war. Die Schmerzen und die Entzündungen haben mich erschöpft. Aber meine Freunde sagten: ›Hey, wenn du immer absagst, werden wir dich in Zukunft nicht mehr fragen, ob du mit uns ausgehst.‹«

Bei Annie Rose wurde schließlich in ihren frühen 30ern eine Endometriose diagnostiziert. »Und ob Sie es glauben oder nicht, einige meiner Freunde wurden nach der Diagnose noch unverschämter«, erzählte sie. »Sie sagten: ›Okay, dann mach doch einfach eine Hysterektomie.‹ Sie dachten, das sei die Lösung. Aber eine Hysterektomie hätte mir nicht helfen können. Sie haben es einfach nicht verstanden.«

Sie erzählte auch, dass einige Frauen aus ihrem Freundeskreis ihr die Schuld für die Krankheit gaben. Sie sagten, es liege daran, dass sie keine Kinder geboren habe. »Wenn eine meiner Freundinnen darunter gelitten hätte, wäre ich unterstützender gewesen, und ich hätte so etwas nie gesagt«, berichtete Annie Rose. »Diese Krankheit hat viele meiner Freundschaften zerstört. So lernt man, wer wahre Freunde sind.«

Viele Jahre lang überspielte Beth ihre Schmerzen, wenn sie Pläne mit Freunden oder der Familie hatte. »Mein Vater ist bei der Marine. Wir beschweren uns nicht über solche Sachen. Wir beschäftigen uns nur damit«, berichtete Beth. Aber mit Ende 20, nachdem sie mehr als 15 Jahre lang an der Krankheit gelitten hatte, musste sie ihren Angehörigen oft absagen. »Ich erinnere mich an ein Ostern, als wir die Familie meines Mannes besuchen sollten, und ich konnte einfach nicht«, sagte sie. »Mein Mann hat es verstanden, aber ich fühlte mich trotzdem schuldig.«

»Als ich 28 wurde, fing ich an, den Leuten ehrlich zu sagen, warum ich bestimmte Sachen nicht tun konnte«, fuhr Beth fort. »Davor habe ich mich einfach gezwungen, aber irgendwann konnte ich die Schmerzen nicht mehr überspielen. Die meisten Leute haben mich verstanden, doch ich habe auch viele Freunde verloren. Aber ich denke, dass es keine echten Freunde waren, wenn sie nicht nachvollziehen konnten, wie schlimm es für mich war. Ich habe mich wirklich darauf konzentriert, in die Beziehungen zu investieren, die mir wichtig waren, zu Menschen, die sich um mich kümmerten, und deshalb habe ich heute so enge Freundschaften. Durch diese Krankheit verliert man auf jeden Fall Freunde, aber zu bestimmten Menschen baut man eine engere Bindung auf.«

Jessica, die Sie im Neuropathie-Kapitel kennengelernt haben, betont auch, wie wertvoll diese engen Bindungen sind. »Wenn die Endometriose in einem aufflackert, kann man nicht ausgehen, man kann nichts tun«, erzählte sie. »Wenn man jünger ist, denkt man, das sei das Ende der Welt, aber ich hatte das Glück, dass ich immer eine gute Clique hatte, die mich verstand. Wenn ich absagen musste, haben sie es akzeptiert. Ganz gleich wie die Situation war, ich konnte mich auf sie verlassen und sie sich auf mich.«

Ich denke, diese drei beeindruckenden Frauen haben den perfekten Rat in Bezug auf Freundschaften: Wenn Sie diese Krankheit bekämpfen und erfahren, wer Ihre wahren Freunde sind, konzentrieren Sie sich darauf, diese Freundschaften zu stärken, und lassen Sie die anderen ziehen. Wahre Freunde zweifeln nicht daran, dass Sie ihnen die Wahrheit sagen. Und wenn Sie eine Frau kennen, die Endometriose hat oder haben könnte, muss Ihnen klar sein, dass sie Sie jetzt am meisten braucht. Hinterfragen Sie ihre Aussagen nicht. Helfen Sie ihr. Hören Sie ihr zu. Geben Sie ihr zu erkennen, dass sie sich auf Sie verlassen kann und andersherum. Und, am Allerwichtigsten: Glauben Sie ihr.

22 Eine Fehlgeburt

Sie haben Laura bereits kennengelernt, die Patientin, die schon während ihrer Schulzeit so starke Schmerzen hatte, dass ich ihre Heizkissen und Schmerzmittel als ihre »Teddybären« bezeichnete. Wie es bei meinen Patientinnen üblicherweise vorkommt, hat die Endometriose auch Laura stark traumatisiert, vor allem bei dem Versuch, ein Baby zu bekommen. Fruchtbarkeitsprobleme sind eine der herzzerreißenden Folgen dieser Krankheit. Laura wollte Ihnen ihre Geschichte zugänglich machen, damit Sie erkennen, wie wichtig Früherkennung ist, genauso wie die Suche nach einem Arzt, der die Krankheit so behandelt, wie sie behandelt werden sollte.

Als Laura 13 war, setzten Symptome der Endometriose ein, die sich im Laufe der Jahre verschlimmerten. Sie war etwa 19 Jahre alt, als sie sich einer Operation unterzog, bei der eine Eierstockzyste entfernt werden sollte. Wegen der Endometriose, die sie vorfand, entfernte die Ärztin einen ganzen Eierstock und den größten Teil des anderen. Laura ließ in den folgenden zehn Jahren mehrere weitere Operationen über sich ergehen, alle waren Laseroperationen, und keine hatte langfristige positive Auswirkungen.

2009 hat Laura geheiratet und sie und ihr Mann wollten ein Kind bekommen. Sie versuchten es viele Monate lang, es klappte aber nicht. Als Laura in eine Kinderwunschpraxis ging, teilte man ihr mit, dass eine In-vitro-Fertilisation für sie am ehesten infrage komme.

»Ich habe weinend das Sprechzimmer verlassen«, erzählte Laura. »Ich war nicht dort hingegangen, um das zu hören. Ehrlich gesagt hatte ich keine Ahnung, was mich erwartete. Ich war erst 29.

Ich wusste, dass Endometriose zu Unfruchtbarkeit führen kann, aber nicht daran gedacht, dass ich betroffen sein könnte.« Laura entschied sich zunächst gegen eine In-vitro-Fertilisation, aber nach weiteren sechs Monaten, in denen sie erfolglos versuchte, schwanger zu werden, ging sie zu einem zweiten Spezialisten.

»Er sagte, mein Eierstock sei nicht so fit, aber er könne sich vorstellen, dass in vitro nach einer Hormonbehandlung funktioniere«, berichtete Laura. »Wir entschieden, es auszuprobieren.« Sie sagte, sie habe beim ersten Mal nur drei Eizellen produziert, der Arzt hatte mindestens zehn, wenn nicht 20 bis 25 erwartet. Zwei von diesen drei Eizellen konnten nicht befruchtet werden, also wurde ihr nur eine befruchtete Eizelle in die Gebärmutter eingesetzt. Es hat nicht funktioniert. Sie versuchten es noch einmal. Dieses Mal hatte sie vier Eierzellen. Zwei wurden ihr erfolgreich eingesetzt, sie wurde schwanger. Aber sie erlitt eine Fehlgeburt, bei der Laura fast gestorben wäre. »Ich war ungefähr in der neunten Woche schwanger. Es war Samstag und mein Mann war bei der Arbeit. Ich fühlte mich krank. Ich dachte, das käme einfach von der Schwangerschaft. Dann begann ich zu bluten und hatte ein stechendes, brennendes Gefühl im rechten Oberschenkel. Ich rief den Arzt an und sagte ihm, dass etwas nicht stimme. Als ich in seiner Praxis ankam, konnte ich nicht mehr aufrecht stehen. Mir war übel. Sie mussten mich notoperieren. Sie fanden Zysten, die überall in meinem Eierstock bluteten, und meine Schwangerschaft war ektopisch.«

Bei einer normalen Schwangerschaft gelangt eine Eizelle aus dem Eierstock in den Eileiter. Nach der Befruchtung wandert die Eizelle in die Gebärmutter, wo sie weiterwächst. Bei einer Eileiterschwangerschaft setzt sich die Eizelle irgendwo außerhalb der Gebärmutter fest. In Lauras Fall wurde die Eizelle aufgrund der Endometriose in den Eileiter zurückgeschoben, wodurch der Eileiter hätte platzen können.

»Die Operation dauerte drei Stunden, und man sagte mir, ich hätte es fast nicht überlebt«, erzählte Laura. »Meine Schwangerschaft war beendet und mein Leben wäre es beinahe auch gewesen.«

Laura ging zu einer Therapeutin, die ihr beim Umgang mit der psychischen Belastung helfen sollte. Die Therapeutin schlug vor, einen Endometriose-Spezialisten zu finden, was Laura zu mir führte. Ich führte eine sechsstündige Operation durch, die zur Folge hatte, dass Laura zum ersten Mal seit über 16 Jahren schmerzfrei war. Aber sie hatte kaum Chancen, ein Baby zu bekommen. »Ich bin zu 95 Prozent sicher, dass ich kein Kind bekommen könnte, weil ich nur einen Teil meines rechten Eierstocks habe, und er produziert nicht genug gesunde Eizellen«, sagte Laura. »Wenn ich als Erstes zu Dr. Seckin gekommen wäre, hätten sich die Dinge in Bezug auf die Schwangerschaft vielleicht anders entwickelt, aber sicher weiß man das nicht. Ich bin nicht auf die Idee gekommen, zu jemandem wie ihm zu gehen, also zermartere ich meinen Kopf deswegen nicht.«

Laura hat die beste Einstellung zu ihrer Situation. Was passiert ist, ist passiert und es gab nichts, was sie hätte anders machen können. Sie wusste lange Jahre nicht, dass sie die Symptome einer Endometriose hatte, und sie wusste nicht, wie sie behandelt werden musste. Bei Patientinnen mit wiederkehrenden Fehlgeburten müssen wir jedoch die Endometriose als mögliche Ursache betrachten. Deshalb sind unsere Bemühungen, über die Krankheit aufzuklären, so wichtig. Informieren Sie sich über die Symptome und darüber, wie ein Arzt sie behandeln sollte. Hätte auch ich einen von Lauras Eierstöcken komplett und den anderen zu einem großen Teil entfernt, wie der andere Chirurg? Ich kann es nicht mit Sicherheit sagen, aber es ist sehr wahrscheinlich, dass ihre Eierstöcke mit der richtigen Operationstechnik hätten erhalten werden können. Wie ich bereits sagte, vertrauen Sie Ihrem Instinkt, wenn Sie Zweifel haben, wie Ihr Arzt Ihren Fall behandelt. Stellen Sie viele Fragen, bis Sie die Antworten haben, die Sie zufriedenstellen. Und seien Sie sich dessen bewusst, dass Sie nicht allein sind.

ALTERNATIVE THERAPIEN

23
Alternative, kein Ersatz

Sie wissen nun, was Endometriose ist, kennen die Symptome und üblichen Fehldiagnosen. Sie verstehen, was dazu führt, dass eine korrekte Behandlung erst spät stattfindet, was zur Folge hat, dass diese Krankheit immer größere Bereiche im Leben einer Frau einnimmt. Was nun? Sie müssen einen Endometriose-Spezialisten aufsuchen, der eine Exzision aller Endometrioseherde vornimmt, um Sie zu heilen. Das ist das Thema des Kapitels: »Die Behandlung, die Sie verdienen«. Zuvor möchte ich Ihnen jedoch in diesem Kapitel einige mögliche Alternativen zum operativen Eingriff vorstellen. Bitte beachten Sie, dass dies nur Alternativen sind, sie können eine OP nicht ersetzen. Im Folgenden erkläre ich Ihnen, warum.

Es gibt für alles Alternativen. Für das Auto, das Sie fahren, das Haus, in dem Sie leben, Ihren Arbeitsplatz, Ihre Schule, das Essen, das Sie täglich zu sich nehmen, die Social-Media-Kanäle, die Sie nutzen, die Fernsehsendungen, die Sie gucken, die Politiker, die Sie wählen. Wenn es um erstklassige Qualität geht, ist aber nicht jede Sache ersetzbar. Sie könnten beispielsweise wählen, eine andere Schule zu besuchen, aber wenn sie nicht das gleiche Qualitätsniveau hat wie die aktuelle, dann ist die neue Schule kein gleichwertiger Ersatz. Wenn Ihnen eine neue Arbeitsstelle angeboten wird, diese jedoch nicht mit dem übereinstimmt, was Ihnen bei Ihrer aktuellen Tätigkeit wichtig ist, etwa das Gehalt oder andere Leistungen, ist die potenzielle neue Stelle eine Alternative, aber kein Ersatz.

So gibt es auch Alternativen zur operativen Entfernung der Endometrioseherde, aber keine davon ersetzt die Operation. Dies gilt sowohl für die in diesem Kapitel beschriebenen Möglichkeiten als auch für die sonst noch von Ärzten oder Heilpraktikern vorgeschlagenen Therapien. Keine Alternative wird Sie so effektiv von Langzeitschmerzen befreien wie die Operation. Keine wird das Fortschreiten der Endometriose aufhalten. Einige Methoden helfen zwar, das Wachstum der Läsionen zu verlangsamen, aber sie halten es nicht an und entfernen das erkrankte Gewebe nicht.

Sie fragen sich nun, warum ich Ihnen diese Alternativen überhaupt vorstelle. Das hat verschiedene Gründe.

Nicht jedes Mädchen, das ein oder zwei Symptome der Endometriose aufweist, sollte sich mit 13 oder 14 Jahren operieren lassen. Alternative Methoden, die ihm ermöglichen, die Symptome in den Griff zu kriegen, können dem Körper des Mädchens Zeit geben, zu wachsen und kräftiger zu werden, bevor sicher festgestellt wird, dass eine Operation erforderlich ist.

Manche Patientinnen haben Angst vor einer Operation und probieren jede alternative Methode aus, bis sie sich für einen invasiven Eingriff entscheiden.

Einige Frauen haben erst vor Kurzem entbunden oder haben schon eine oder mehrere Operationen wegen Endometriose oder einer anderen Krankheit hinter sich, sodass sie ihrem Körper eine Pause gönnen wollen.

Es gibt auch Frauen, die bei anderen Krankheiten oder Problemen alternative Therapien ausprobiert und damit gute Erfahrungen gemacht haben, oder sie kennen Leute, auf die das zutrifft. Deshalb möchten sie alle Möglichkeiten ausschöpfen, bevor sie sich zu einer Operation entschließen.

Der wichtigste Aspekt alternativer Methoden, den Sie beachten müssen und den ich in diesem Kapitel wiederholen möchte, ist, dass es bei keiner dieser Methoden einen einheitlichen Ansatz gibt. Was bei einer Person gut klappt, kann bei einer anderen überhaupt nicht funktionieren. Bei meinen Patientinnen, denen einige dieser

Methoden verschrieben wurden, bevor sie zu mir kamen, variierten die Ergebnisse. Manche haben gute Erfahrungen mit der Pille gemacht, andere nicht. Für manche war es gut, die Wechseljahre einleiten zu lassen. Für andere war es ein Albtraum mit sehr vielen Nebenwirkungen, den sie nie wieder erleben wollen. Einige Frauen kamen jahrelang mit Schmerzmitteln zurecht. Für andere hätten es auch Zuckerpillen sein können – sie zeigten keine Wirkung. Unabhängig davon, welche Methode Sie wählen, sollten Sie wissen, dass die Endometrioseherde in Ihrem Inneren bestehen bleiben, dass sie wahrscheinlich weiterwuchern und damit nicht aufhören, egal welche alternative Therapie Sie ausprobieren.

Erinnern Sie sich an das, was ich zu Beginn des Buches gesagt habe: Schmerzen sind Lebenszeichen. Es sind Alarmzeichen des Gehirns, dass etwas nicht stimmt. Wenn Ihnen die alternative Therapie, die Sie ausprobieren, weder körperlich noch psychisch hilft, sollten Sie damit aufhören. Finden Sie eine personalisierte Vorgehensweise, die ganz auf Sie zugeschnitten ist. Hören Sie auf Ihren Körper. Und denken Sie daran, dass nichts ein Ersatz für eine Operation ist, bei der sämtliches entzündetes Gewebe aus Ihrem Körper entfernt wird.

24
Schmerzmittel

Schmerzmittel haben nur eine Aufgabe: Sie sollen die Schmerzen beseitigen. Für diese Methode entscheiden sich viele Ärzte und Patientinnen in einem ersten Schritt. Ebenso wie etwa bei Kopf-, Ohren- oder Rückenschmerzen greift man zunächst zur Tablette, die vorübergehend Erleichterung verschafft. Da aber Endometriose-Schmerzen bei jeder Frau anders sind und da die chemische Zusammensetzung des menschlichen Körpers (bis zu einem gewissen Grad) unterschiedlich ist, variieren die Art des Schmerzmittels, das wirkt (wenn überhaupt), die Dosierung und die Häufigkeit der Einnahme von Person zu Person.

Ein nichtsteroidales entzündungshemmendes Medikament wie Ibuprofen, das nach den Empfehlungen (Dosierung und Häufigkeit) der Packungsbeilage eingenommen wird, kann bei einer Frau wirken und bei einer anderen überhaupt nicht. Sara hat in einem der vorangegangenen Kapitel berichtet, dass sie ohne Schmerzmittel zusammengebrochen wäre. »Als Teenager nahm ich Ibuprofen, wenn die Krämpfe schlimm waren, das haben mir die Ärzte geraten«, erzählte sie. »Es war rezeptfrei, ich nahm nichts ein, das stärker war, und ich nahm es auch nur, wenn ich meine Periode hatte. Es hat immer geholfen, weil der Schmerz schwächer wurde. So konnte ich wenigstens aufstehen und mich bewegen. Ich fühlte mich nicht super, aber ich fühlte mich besser.«

Eve, die berichtet hatte, ihre Krämpfe hätten sie »buchstäblich umgehauen«, probierte verschiedene Schmerzmittel aus, fand aber nie ein Mittel, das langfristiger funktionierte. »Ich konnte nicht einfach ein paar Aspirin einwerfen und weitermachen«, sagte sie. »Ich habe eine Menge verschiedener Mittel ausprobiert, einige in hoher

Dosierung, aber die Schmerzen waren zu stark, als dass sie etwas bewirken konnten.«

Eine meiner jüngsten Patientinnen ist Diana. Ich habe sie im Alter von 16 operiert. Diana konnte während ihrer Periode nicht vom Sofa aufstehen. Sie hatte mehrere Symptome der Endometriose, darunter Killerkrämpfe, Übelkeit, Durchfall und Erbrechen. »Ich habe wegen meiner Regel jeden Monat eine ganze Schulwoche verpasst«, erzählte Diana. »Die Schule schickte uns Briefe nach Hause, und meine Mutter musste erklären, dass ich ein Problem hatte, das niemand diagnostizieren konnte.«

Die Ärzte stellten eine Fehldiagnose nach der anderen – Blinddarmentzündung, Blähungen, Eierstockzysten. Alles außer Endometriose. Sie verschrieben Schmerzmittel, die sie während ihrer Periode einnehmen sollte, aber sie hatten keine Wirkung. »Ich glaube, die Tabletten machten alles schlimmer, weil sie die Schmerzen für etwa zwei Stunden linderten, bevor sie zurückkamen«, erzählte Diana. »Die Wirkung der Medikamente ließ also vor dem Zeitpunkt nach, an dem ich weitere hätte einnehmen dürfen.«

Die Ärzte rieten ihr, die verschriebenen Schmerzmittel auch in der Woche, bevor die Periode einsetzte, zu nehmen. »Das hat auch nicht geholfen«, sagte Diana. »Mir wurde schlecht, schwindlig und ich wurde davon müde. So musste ich dann zur Schule gehen. Mein Körper hat einfach nicht gut auf diese Mittel reagiert. Sie haben mich total fertiggemacht. Das Einzige, was konsequent geholfen hat, war, an vier aufeinanderfolgenden Tagen alle vier Stunden vier Ibuprofen zu nehmen, plus Wärmflasche. Aber das hat meinen Magen kaputtgemacht.«

Ein Hauptproblem bei Schmerzmitteln ist das Risiko, davon abhängig zu werden. Die Abhängigkeit von verschreibungspflichtigen Opiaten hat in den USA epidemische Ausmaße angenommen. Diana hatte dieses Problem nicht, aber wenn die Schmerzen so schrecklich sind, dass eine Person an mehreren aufeinanderfolgenden Tagen alle paar Stunden mehrere Tabletten einnehmen muss, um durchzuhalten, steigt das Suchtrisiko erheblich.

Denken Sie daran, dass betäubende Mittel nur den Schmerz lindern. Sie zerstören keine Endometrioseherde und können auch nicht die Ausbreitung anhalten. Sie verursachen oft Müdigkeit und Verstopfung. Sie sind als vorübergehende Lösung gedacht, um Sie durch den Tag oder eine bestimmte Situation zu bringen, etwa indem sie die Regelschmerzen abschwächen. Hören Sie immer auf Ihren Körper, wenn Sie ein Medikament einnehmen, und achten Sie auf die Dosierung.

Ich empfehle Ihnen, sich von den Opioiden unter den Schmerzmitteln fernzuhalten, da sie eine höhere Suchtgefahr aufweisen und leicht zu versehentlichen Überdosierungen führen können. Ich denke auch, dass sie Gehirnzellen abtöten, selbst wenn Ärzte sie verschreiben und Patienten auch in Zukunft darauf bestehen werden. Ich habe miterlebt, wie einem zwölfjährigen Mädchen mit Regelschmerzen Morphiumpflaster gegeben wurden. Bitte beachten Sie folgende Richtlinien, wenn Sie verschreibungspflichtige Schmerzmittel einnehmen: Wenn das entsprechende Mittel Ihre Beschwerden nicht lindert, beenden Sie die Einnahme. Wenn der Schmerz abgenommen hat oder gar abgeklungen ist, beenden Sie die Einnahme. Wenn die Nebenwirkungen schlimmer sind als der Schmerz selbst, beenden Sie die Einnahme. Wenn Sie der Meinung sind, dass Sie eine höhere Dosierung als vorgeschrieben brauchen, dürfen Sie dies nicht selbst entscheiden – wenden Sie sich an Ihren Arzt. Eine Person, die unter Schmerzen leidet, denkt manchmal nicht klar. Sie will nur eins: dass der Schmerz aufhört, manchmal um jeden Preis. Lassen Sie Ihren Arzt entscheiden, welche Dosierung die richtige ist. Möglicherweise gibt es ein anderes Medikament, das Sie ausprobieren können, oder eine alternative Therapie. Einige stelle ich im Folgenden vor.

25
Akupunktur

Alle Therapieverfahren in der Medizin haben ein gemeinsames Ziel: Sie wollen die betroffene Person heilen, ihren Zustand verbessern und die Folgewirkungen der Krankheit so klein wie möglich halten. Die Heilung einer Krankheit wird dadurch erreicht, dass der Körper zu einem Gleichgewichtszustand zurückfindet, zur sogenannten Homöostase. Eine Möglichkeit, diese zu erreichen, ist die Akupunktur.

Diese Anwendung erscheint uns manchmal wie ein Wunder, das ist sie aber nicht. Sie ist eine einzigartige Behandlungsmethode, die Menschen seit etwa 3000 Jahren bei der Heilung von Krankheiten aller Art unterstützt. Im Nachschlagewerk *Merriam-Webster* wird Akupunktur definiert als die »chinesische Praxis, an bestimmten Stellen des Körpers feine Nadeln in die Haut zu stechen, insbesondere, um Krankheiten zu heilen oder Schmerzen zu lindern«. Auch wenn Akupunktur den Körper nicht von Endometriose befreit, ist sie eine wirksame Methode, die Symptome der Krankheit zu behandeln.

Akupunktur ist eine energetische Form der Therapie, die sich durch ihre eigene wissenschaftliche Methodik bewährt hat. Von China ausgehend verbreitete sie sich in ganz Asien und schließlich überall auf der Welt. Viele verschiedene Akupunkturverfahren wurden entwickelt, aber alle gehen auf die ursprüngliche chinesische Praxis zurück. Durch Versuche, Irrtümer und mithilfe einiger Praktiker, die sich auf die Energiebahnen (Meridiane) des Körpers spezialisiert hatten, hat sich ein systematischer Kanon für die Diagnose und Behandlung von Krankheitsbildern entwickelt. Bei der Akupunktur geht man von der »Lebensenergie des Körpers« aus, die auf definierten Meridianen zirkuliert. Fließt die Energie harmonisch, ist eine Homöostase ohne Krankheitssymptome vorhanden. Entlang der Meridiane befinden sich bestimmte Punkte, die dies unterstützen.

Wenn es zu einer Störung des Energieflusses kommt, treten Symptome auf, die auf eine Disharmonie im Körper hindeuten. Je nach Art, Ort und Intensität weisen die Symptome auf bestimmte Meridiane und Organe hin. Eine gründliche Untersuchung mit spezifischen Diagnosetechniken wird durchgeführt, um die Disharmoniestellen zu finden. Je nach Diagnose wird dem Patienten eine individuelle Akupunkturpunktrezeptur erstellt. Das Setzen der Nadeln an bestimmten Punkten, die auf den Meridianen liegen, regt den Körper an, die energetische Disharmonie zu regulieren. Der Körper wird stimuliert, wieder zur Homöostase zu gelangen. Häufigkeit und Wirksamkeit der Behandlungen hängen von der Schwere und Dauer der Disharmonie ab.

Endometriose ist eine komplexe Erkrankung, die mit chronischen Schmerzen im Beckenbereich einhergeht, vor allem, wenn sie fehldiagnostiziert wurde oder wenn bei einem operativen Eingriff nicht alle Läsionen entfernt wurden. In diesen Fällen kann Akupunktur den Patientinnen Linderung verschaffen. Die häufigsten Symptome der Endometriose, bei denen Akupunktur eingesetzt wird, sind Schmerzen, Gewebeentzündungen sowie Unfruchtbarkeit. Als begleitende Therapie kann die Setzung der Nadeln diese Symptome lindern – und sie tut es als einzige der alternativmedizinischen Methoden ohne Nebenwirkungen. Dennoch bringt ein kombinierter Ansatz die besten Ergebnisse. Es ist sehr wichtig, eine korrekte Diagnose zu stellen, die anhand der Krankengeschichte der Patientin, einer körperlichen Untersuchung sowie mithilfe von Radiologie und Laparoskopie erfolgt. Die operative Entfernung der Läsionen ist die optimale Behandlung.

Akupunktur hilft vor allem bei Unterleibskrämpfen und ist eine Schmerzbehandlung ohne Nebenwirkungen. Diese können bei einer Hormontherapie und der Einnahme von Opioiden durchaus stark sein.

Wie wirkt Akupunktur bei Schmerzen?

Die Meridiane, an denen sich der Akupunkteur orientiert, verlaufen in der Nähe des Nervensystems. Wenn in einem gesunden homöostatischen Körper Schmerzen auftreten, erkennt das Gehirn sie und setzt körpereigene Opioide wie Enkephaline, Endorphine und andere stark schmerzlindernde Substanzen frei. Dadurch wird das Nervensystem beruhigt und leitet den Schmerzreiz nicht mehr ans Gehirn weiter. Bei chronischen Schmerzen, wie sie oft bei Endometriose vorkommen, wird die Verbindung zwischen Gehirn und Nervensystem unterbrochen. Die Nozizeptoren oder sensorischen Nerven spüren Schmerz, können ihn aber nicht lokalisieren. Im Laufe der Zeit wird die Fähigkeit der Nozizeptoren, mit dem Gehirn zu kommunizieren, beeinträchtigt. Durch das Setzen der Akupunkturnadeln können die Nerven ihre Signalstärke verbessern, um die Reize wieder richtig weiterzuleiten und die Verbindung zwischen Gehirn und dem entsprechenden Körperbereich wiederherzustellen. Die Akupunkturnadeln können auch elektrisch stimuliert werden; bestimmte Frequenzen wirken sich bei Schmerzen und Entzündungen positiv auf das Nervensystem aus. Dieses Konzept liegt auch den Neurostimulatorgeräten zugrunde, die bei Epilepsie und chronischen Rückenschmerzen Anwendung finden. Bei Endometriose-Patientinnen bewirkt ein erhöhter elektrischer Stromfluss durch Akupunkturnadeln jedoch nichts.

In Bezug auf die Behandlung von Unfruchtbarkeit kann die Akupunktur als wirksame Alternative betrachtet werden, wenn eine Patientin keine Hormontherapie möchte. Es gibt viele dokumentierte Fallstudien, in denen diese Methode als einzige Therapie gegen Unfruchtbarkeit erfolgreich war. In Anbetracht ihrer jahrtausendealten Geschichte kann Akupunktur eine alternative Behandlungsmethode sein, die es wert ist, ausprobiert zu werden. Sie wird die Endometriose nicht heilen oder anhalten, aber sie kann die Schmerzen erträglicher machen und die Fruchtbarkeit verbessern.

26
Gesunde Ernährung

Als eine meiner Patientinnen, Casey, das erste Mal in meine Praxis kam, gab ich ihr Ernährungstipps. »Ich erinnere mich, wie mir Dr. Seckin sagte: ›Denken Sie daran, kein Gluten und keine Milchprodukte, essen Sie bio und versuchen Sie, Zucker, Koffein und rotes Fleisch zu meiden.‹ Dadurch veränderte sich mein ganzes Leben«, erzählte Casey. »Es hätte mich nicht so überraschen sollen, dass Endometriose und Ernährung zusammenhängen, aber ich war vorher nicht darauf gekommen. Als ich viele betroffene Frauen befragte, bestätigten auch sie, dass sie sich besser fühlten, seit sie bestimmte Nahrungsmittel mieden. Viele von ihnen hatten im Selbstversuch, durch Ausprobieren und Weglassen herausgefunden, was mir Dr. Seckin gesagt hatte.«

Was »gute Ernährung« ausmacht, ist bei jedem und jeder anders, da keine zwei menschlichen Körper identisch sind. Wie bei Schmerzmitteln funktioniert das, was einer Person guttut, bei der anderen gar nicht. Wir wissen jedoch, dass es bei einer guten Ernährung im Allgemeinen darum geht, wenig Toxine und viel Nährstoffe zu sich zu nehmen. Indem der Körper mit Nährstoffen versorgt wird, werden Schmerzen gelindert, Entzündungen reduziert, das Immunsystem gestärkt, Hormone ausgeglichen und Stress abgebaut.

Um herauszufinden, was für Sie eine gute Ernährung ist, beginnen Sie damit, sich bewusst zu werden, wie Sie sich fühlen, nachdem Sie etwas gegessen haben. Wenn Sie etwas essen und danach nicht schlafen können, versuchen Sie herauszufinden, was genau es war, das Sie wach hielt. Wenn Sie sich nach dem Mittagessen aufgebläht fühlen, waren das nicht die besten Speisen für Sie. Selbst wenn

Sie nur einen Salat gegessen und Wasser getrunken haben – vielleicht ist Salat nicht die richtige Nahrung für Ihren Körper. Hören Sie, wie beim Umgang mit Schmerzen, auf Ihren Körper. Wenn er Ihnen sagt, dass er eine bestimmte Nahrung nicht möchte, ist es klug, diesem Instinkt zu folgen.

Endometriose-Patientinnen sollten in Betracht ziehen, entzündungsfördernde Lebensmittel, wie etwa Weißzucker, Milchprodukte, herkömmliche Speiseöle, Transfette, frittierte und verarbeitete Lebensmittel, rotes Fleisch, Alkohol und Weizen zu reduzieren oder ganz wegzulassen. Künstliche Zusatzstoffe oder Lebensmittel, die allergische Reaktionen hervorrufen, einschließlich glutenhaltiger Lebensmittel, können bei manchen Menschen Probleme verursachen. So auch Kaffee und Tabakprodukte. Seien Sie auch vorsichtig bei Fleisch, das von Tieren stammt, die nicht mit Gras gefüttert wurden, da es zusätzliche Wachstumshormone enthält.[14]

Ich weiß, diese Richtlinien führen dazu, dass viele Lebensmittel wegfallen, die Sie wahrscheinlich lieben. Ich habe nicht gesagt, dass es einfach wird und dass Sie Ihren Lebensstil nicht ändern müssen. Wenn Sie jedoch die Vorteile der Ernährungsumstellung in Bezug auf die Endometriose betrachten, werden Sie sehen, dass sich der Versuch lohnt.

Entzündungshemmende Lebensmittel mit antioxidativer Kraft, die Sie leicht in Ihre Ernährung integrieren können, sind Kümmel und Kurkuma. Andere antioxidative Lebensmittel sind Beeren (insbesondere Blaubeeren), Ananas, Papaya, Broccoli, Blumenkohl, Süßkartoffeln, kaltgepresstes Olivenöl, Kokosnussöl, Shiitakepilze, Wildlachs, grüner Tee, Pistazien, Walnüsse, Mandeln und Kastanien. Zu den anderen guten Lebensmitteln, die Sie vor allem während Ihrer Periode zu sich nehmen sollten, gehören: grünes Blattgemüse, Rüben, Sprossen, Hülsenfrüchte, Datteln, Feigen und Aprikosen. Biofleisch und -eier können auch sehr nahrhaft sein.[15]

»Es ist wirklich schwierig, glutenfrei, ohne Milchprodukte und bio zu essen und sich von Koffein, Alkohol und fast allen Zuckerarten fernzuhalten«, berichtete Casey. »Manchmal geht es mir wirklich gut mit dem, was ich esse. Und manchmal tut es mir gar nicht gut, und ich zahle den Preis dafür, so zu essen, wie ich will. Kann meine Endometriose durch richtiges Essen geheilt werden? Nein, aber ich habe das Gefühl, dass sich meine Lebensqualität enorm verbessert, wenn ich richtig esse.«

Letztlich gibt es keine magische Endometriose-Diät, die für jede Frau wirkt, aber die entzündungshemmenden Maßnahmen können die Symptome lindern. Hören Sie, wie immer, auf Ihren Körper. Achten Sie darauf, wie Sie sich fühlen, nachdem Sie etwas Bestimmtes gegessen oder getrunken haben. Wie Casey sagte: Was Sie essen oder nicht essen, heilt die Endometriose nicht, aber eine gesunde Ernährung kann sich positiv auf ihr Schmerzempfinden auswirken, indem sie Entzündungen verringert und Ihren Hormonhaushalt ausbalanciert.

27
Die Pille

Da der Name impliziert, dass die Antibabypille verhütet, ist es verständlich, dass viele nicht wissen, was sie für eine Frau und deren Gesundheit außerdem tun kann. Kurz gesagt: Die Pille, welche die Hormone Östrogen und Gestagen enthält, verhindert, dass es zum Eisprung kommt (Freisetzung der Eizelle aus dem Eierstock). Die Einnahme kann auch die Regelblutung schwächen und dadurch Schmerzen reduzieren und die Periode verkürzen. Starke Blutungen, Killerkrämpfe und langanhaltende Menstruation sind Symptome einer Endometriose. Sie können sehr quälend sein und alle Lebensbereiche beeinflussen. Wenn die Pille also helfen kann, die Beschwerden zu reduzieren, ist es nachvollziehbar, warum eine Frau sie nehmen möchte und warum ihr Arzt sie verschreibt.

So weit, so gut, aber die Pille kann die Endometriose nicht verschwinden lassen und sie verhindert auch nicht, dass eine Frau im Laufe der Zeit die Krankheit entwickelt. Ich habe es bereits mehrfach gesagt, aber es ist besonders wichtig, immer wieder zu betonen, dass die Pille die Endometriose nicht heilt, da einige Ärzte dies behaupten. Bei manchen Frauen kann die Pille eine Eierstockzyste verkleinern, sie kann jedoch keine Operation ersetzen. Sie kann das Wachstum der Endometriose verlangsamen, aber sie stoppt es nicht. Sie tarnt und unterdrückt die Symptome, bis eine Frau bereit ist, sich operieren zu lassen, oder bis sie alt genug für eine sichere Diagnose ist. Die Pille wirkt nicht bei allen Frauen, aber vorübergehend kann sie einigen Frauen helfen.

Wenn ich ein heranwachsendes Mädchen berate oder davon höre, das sie seit der ersten Periode an Endometriose-Symptomen leidet, ist meine erste Reaktion, ihr die Pille zu empfehlen. Hormone (Östrogen) lassen Eizellen in ihren Eierstöcken heranreifen. Die Pille kann den Einfluss dieser Hormone unterdrücken und die Symptome reduzieren. Einige Leute reagieren auf meine Empfehlung empört und fragen: »Wie können Sie einem 13-jährigen Mädchen die Pille verschreiben?« Aber das Ziel ist nicht, eine Schwangerschaft zu verhindern, und ihr Alter ist irrelevant. Ob sie nun 13 oder 23 oder 33 ist, einer Frau mit Endometriose-Symptomen die Pille zu verschreiben, soll die Symptome so lindern, dass sie zur Schule gehen oder ihrer Arbeit nachgehen kann, ihre sozialen Beziehungen aufrechterhalten und einfach im Alltag funktionieren kann.

Die Pille hat bei Blaire, einer meiner Patientinnen, sehr gut gewirkt. Mit 17 hatte sie die ersten schmerzhaften Perioden. Mit 18 fing sie mit der Pille an und nahm sie etwa 13 Jahre lang. »Sie wurde ein Muss für mich«, sagte Blaire. »Als ich nicht mehr über meinen Vater krankenversichert war, nahm ich sie einige Monate lang nicht und der Schmerz kam zurück. Ich musste sofort wieder mit der Einnahme beginnen. Meine Periode war in der Zeit sehr regelmäßig und normal.«

Mit Anfang 30 dachte Blaire darüber nach, Kinder zu bekommen, und setzte die Pille ab. »Dann fing die Hölle an«, erzählte sie. »Ich denke, in all diesen Jahren hat die Pille dazu beigetragen, die Endometriose erträglich zu machen, aber sie hat sie nicht gestoppt. Sie wuchs weiter, nur langsamer. Als ich die Pille absetzte, war es, als sei die Endometriose nun bereit, sich mit aller Wucht zu zeigen. Die Pforten der Hölle öffneten sich und kleine Dämonen setzten sich in meiner Gebärmutter fest. Es war wirklich sehr, sehr schlimm.«

Ihr Arzt sagte ihr, dies sei ihr Schicksal. »Und meine Mutter meinte, ich müsse einfach damit klarkommen.« Blaire wurde schließlich meine Patientin, und ich operierte sie dreieinhalb Stunden lang, denn die Läsionen waren sehr stark verbreitet. Heute nimmt sie die Pille nicht mehr und ist schmerzfrei. Sie und ihr Mann wollen eine Familie gründen.

»Die Pille wird von einigen stigmatisiert«, erzählte Blaire. »Manche denken, dass man promiskuitiv unterwegs sei oder nachlässig mit seinem Sexualleben umgehe, dabei geht es gar nicht um Sex, sondern nur darum, die Schmerzen im Zaum zu halten. Man braucht die Pille, um zu funktionieren, um leben zu können.«

Ich habe Sie bereits mit Nicole bekannt gemacht, der Psychologin, bei der in ihren 20ern eine Endometriose diagnostiziert wurde (und der ein Gastroenterologe zu Antidepressiva riet). Nach der Diagnose nahm sie sechs Jahre lang die Pille und konnte so die Lebensziele, die sie sich für jene Zeit gesetzt hatte, erreichen.

»Ich bekam während der Dauer der Einnahme meine Periode nicht, also hatte ich weniger Schmerzen«, sagte Nicole. »Ich konnte meinen Master und Doktor machen, ein Praktikum absolvieren, heiraten, in die Flitterwochen fahren, meine Gemeinschaftspraxis eröffnen. Die Schmerzen traten mehrmals im Jahr auf, und dann war es immer schrecklich, aber es war besser, als jeden Monat darunter zu leiden.« Obwohl sie dank der Pille die Symptome ganz gut im Griff hatte, breitete sich die Endometriose in dieser Zeit in ihr aus. »Ich fühlte mich besser mit der Pille«, sagte sie, »aber der Schaden, den mein Körper durch die Endometriose nahm, wurde immer schlimmer.«

Kyung, eine Künstlerin aus New York, war ungefähr 24, als sie sehr starke Schmerzen im Unterleib bekam. Sie wusste nicht, woher sie stammten, aber ihre Freundin, die eine Krebserkrankung ausgestanden hatte, schlug ihr vor, ein Schmerztagebuch zu führen. Sie sollte notieren, wann sie kamen, wo sie sie spürte, wie stark sie waren und wie lange sie anhielten. Nach einigen Monaten bemerkte Kyung, dass die Schmerzen mit ihrer Periode zusammenfielen. Sie ging zu ihrem Frauenarzt, der eine Laparoskopie durchführte und überall Endometrioseherde fand. Da die Herde jedoch klein waren und er wusste, dass die OP-Methode mit dem Laser wahrscheinlich zu erheblich mehr Schmerzen geführt hätte, entschloss er sich, sie nicht zu operieren. Er schlug ihr eine Behandlung mit Leuprorelin vor, um die Wechseljahre einzuleiten. Kyung konnte sie sich jedoch nicht leisten, da sie wenig Geld und keine Krankenversicherung hatte. Daher entschied sie sich für den Alternativvorschlag des Arztes: die Pille, um die Symptome für eine Weile zu unterdrücken.

»Ich habe sie zwei Jahre lang genommen«, sagte Kyung, »und sie hat ihren Zweck erfüllt. Die Endometriose-Schmerzen wurden unterdrückt. Aber ich habe zugenommen und bekam Stimmungsschwankungen. Ich habe dann damit aufgehört, weil ich mich selbst nicht leiden konnte. Ich hatte das Gefühl, nicht ich selbst zu sein.« Die Pille hinderte die Endometriose auch nicht daran, zu wachsen. Als ihre Schmerzen wieder aufkamen, ging sie zu einem anderen Gynäkologen, der eine Schokoladenzyste im rechten Eierstock fand und eine aufgrund dessen fast dreifache Vergrößerung des Eierstocks. Der Arzt entfernte die Zyste mit einem Laser.

Sie werden an späterer Stelle mehr über Kyungs Geschichte lesen. Ich habe diesen Teil ihrer Geschichte hier zusammen mit Blaires und Nicoles wiedergegeben, weil er veranschaulicht, dass die Pille sowohl Gutes als auch Schlechtes bewirken kann. Sie kann den Schmerz aufhalten, aber auch Nebenwirkungen haben. Sie kann Ihnen zwar helfen, den Tag zu überstehen, verhindert jedoch nicht, dass die Endometriose in Ihnen wächst.

Was Sie aus diesem Kapitel ebenfalls mitnehmen sollten, ist, dass Antibabypillen nicht nur zur Verhütung verschrieben werden. Sie können unregelmäßige Perioden regulieren, Menstruationsbeschwerden bekämpfen und Akne behandeln. Die Pille verursacht keineswegs Fruchtbarkeitsprobleme, wie manche Leute vielleicht glauben – Endometriose tut es sehr wohl.

28
Pseudomenopause und Menopause

Die Menopause setzt bei einer Frau normalerweise mit Ende 40 oder Anfang 50 ein. Es ist die Zeit, in der die Eierstöcke ihre Funktion einstellen, wodurch die Östrogenproduktion beendet wird. In der Menopause setzt die Regelblutung aus und eine Frau kann nicht mehr schwanger werden. Die Wechseljahre gehören zu den natürlichen biologischen Vorgängen im Körper einer jeden Frau. Durch Medikamente können sie früher eingeleitet werden, dieser Vorgang wird medizinisch induzierte Menopause oder Pseudomenopause genannt. Die Pseudomenopause wird ähnlich wie die Pille von einigen Medizinern bei Endometriose empfohlen, um die Symptome der Krankheit, vor allem die Schmerzen, zu unterdrücken. Ärzte verschreiben das Schwangerschaftshormon Progesteron entweder durch Injektion oder in Pillenform. Einige Patientinnen haben mir von ihren Erfahrungen berichtet. Bei manchen funktioniert es nicht, der Schmerz bleibt auch in der Pseudomenopause bestehen. Bei anderen setzt eine gewisse Schmerzlinderung ein, jedoch nur für kurze Zeit. Viele haben mir gesagt, dass es irrelevant sei, ob es funktioniere oder nicht, die zahlreichen Nebenwirkungen seien einfach zu gravierend.

Eine Frau kann über ein unter die Haut injiziertes Medikament vorzeitig in die Wechseljahre versetzt werden. Üblicherweise wird dafür Leuprorelin verschrieben. Dieses Mittel unterdrückt in erster Linie die Östrogenproduktion. Da die Endometriose von diesem Hormon gespeist wird, steht hinter den eingeleiteten Wechseljahren die Annahme, dass die Krankheit sich nicht weiter ausbreite oder sogar zurückgehe. Wie die Pille ist diese alternative Methode jedoch nur ein Kaschieren des Problems. Es ist eine kurzfristige Lösung für das langfristige Problem Endometriose. Eine Frau, die eine Pseudomenopause durchmacht, wird ähnliche Symptome haben wie eine Frau, die die natürlichen Wechseljahre durchläuft: Hitzewallungen, extreme emotionale Höhen und Tiefen usw. Ich verschreibe Leuprorelin im Allgemeinen nicht.

Jessica, von der Sie bereits gelesen haben, hat sich mehreren Laseroperationen unterzogen, um ihre Endometriose zu behandeln. Nach drei solcher Eingriffe wurde ihr sechs Monate lang Leuprorelin verabreicht, um zu verhindern, dass sie in der Regenerationsphase nach der OP ihre Periode bekam. Das bedeutet, dass sie vor ihrem 35. Lebensjahr bereits dreimal in den Wechseljahren war.

»Eine Freundin meiner Mutter durchlief auf natürliche Weise die Wechseljahre«, sagte Jessica, »und sie sprach über ihre Hitzewallungen. Ich sagte: ›Ich weiß, sind sie nicht furchtbar?‹ Sie konnte nicht glauben, dass jemand, der so jung war wie ich, das durchmachte, was sie durchmachte. Aber es funktionierte, weil meine Periode unterdrückt wurde und damit die Endometriose-Schmerzen. Ich habe mich dabei allerdings nicht gesund gefühlt. Mitten in der Nacht im tiefsten Winter brach ich in Schweiß aus. Ich schwitzte, wenn ich einfach nur zur Schule fuhr. Wenn ich zurückblicke, würde ich es nicht noch einmal tun. Das nächste Mal, wenn ich in die Wechseljahre komme, wird es zur natürlichen Zeit sein.«

Monique, die in diesem Buch ihre Geschichte über die Hysterektomie erzählt hat, bekam auch Leuprorelin. Insgesamt war es keine gute Erfahrung. Sie nahm es im Jahr 2013 ungefähr sechs Monate und 2014 einige weitere Monate lang, bevor sie sich Anfang 2015 einer Operation unterzog. »Das Mittel hat die Schmerzen gelindert, weil ich keine Regelblutung hatte, aber ich bekam alle möglichen anderen Probleme. Im Jahr 2013 hatte ich Hitzewallungen, Nachtschweiß und mir tat buchstäblich das Knochenmark weh. Ich hatte keine Energie, das Treppensteigen fiel mir schwer, meine Gelenke schmerzten und ich hatte keine Lust auf Sex oder überhaupt auf eine Beziehung. Als ich es dann 2014 wieder nahm, hatte ich immer noch all diese Nebenwirkungen, außerdem verlor ich meine Haare und mein Gedächtnis wurde schlechter. Ich konnte mir einige der einfachsten Dinge nicht merken.«

Wie alle anderen Medikamente wird Leuprorelin bei einigen Frauen wie vorgeschrieben wirken und bei anderen nicht. Bei manchen Patientinnen treten keine Nebenwirkungen auf, bei anderen gleich mehrere. Die Tatsache, dass Monique etwa zehn verschiedene Nebenwirkungen so lange hinnahm, um die Schmerzen während ihrer Perioden zu vermeiden, spricht Bände über den Schweregrad dieser Schmerzen. Aber war es das wert? Das muss jede Frau für sich entscheiden. Wenn Sie ein Medikament wie Leuprorelin einnehmen, sollten Sie immer vorsichtig sein. Wenn der Schmerz nachlässt, ist es gut. Wenn Sie jedoch eine Reihe von Nebenwirkungen feststellen, sollten Sie Ihre Situation neu einschätzen und andere Alternativen in Betracht ziehen. Denken Sie auch daran, dass die medikamentös bedingte Menopause die Endometriose nicht stoppt.

Es gibt zwei Gründe, warum die Endometriose auch nach den Wechseljahren bestehen bleibt. Zum einen produziert der Körper, insbesondere das Fettgewebe unter der Haut, weiterhin Östrogen – und die Östrogenproduktion stimuliert die Endometrioseherde. Der zweite und häufigere Grund ist die Hormonersatztherapie, die viele Frauen anwenden, um die Symptome der Menopause zu lindern. Erinnern Sie sich daran, wie sich Endometriose weiterentwickeln kann, getarnt durch die Wirkung der Antibabypille. So gibt es auch viele Fälle, bei denen die Erkrankung durch die starke Dosierung der Östrogenersatztherapie schlimmer wird.

Vor Kurzem musste bei einer meiner Patientinnen (62 Jahre) wegen einer massiven inneren Blutung eine Notoperation durchgeführt werden. Die einzige Erklärung für diese massive Blutung war eine retrograde Menstruation, die nicht durch den Gebärmutterhals entweichen konnte, sondern in die Bauchhöhle floss. Alle Gewebsproben, die aus ihrem Bauchfell entnommen wurden, wurden positiv auf Endometriose getestet. Obwohl dies ein besonders seltener Fall ist, zeigt er, dass eine starke Hormonersatztherapie für Endometriose-Patientinnen nicht gut ist. Jene, die eine solche Behandlung wirklich benötigen, müssen wissen, dass sie gravierende Folgen haben kann.

29
Wann eine Hysterektomie nötig ist

Sie haben bereits erfahren, warum eine Hysterektomie die falsche Lösung für eine Frau mit Endometriose sein kann. Es besteht nicht nur die Möglichkeit, dass die Schmerzen auch danach fortbestehen, weil die Krankheit sich eventuell bereits an anderen Stellen im Körper ausgebreitet hat, eine Hysterektomie bedeutet vor allem, dass die Frau keine Kinder mehr bekommen kann. Manchmal ist dieser Eingriff jedoch nötig, vor allem, wenn die Patientin auch eine Adenomyose entwickelt hat. Wie ich bereits erklärt habe, tritt diese auf, wenn sich endometriotische Zellen im Muskelgewebe der Gebärmutter bilden.

Eine Hysterektomie bei Endometriose ist keine einfache Operation. Endometrioseherde sind oft zwischen dem vorderen Enddarm, dem hinteren Gebärmutterhals und der Vagina vorhanden. Viele Chirurgen meiden diesen Bereich, indem sie eine suprazervikale oder eine totale Hysterektomie durchführen. Bei einer suprazervikalen Hysterektomie wird die obere Hälfte der Gebärmutter entfernt, während die untere Hälfte, der Gebärmutterhals, intakt bleibt, obwohl auch in der unteren Hälfte fast immer Endometrioseherde vorhanden sind. Bei einer totalen Hysterektomie wird auch der Gebärmutterhals entfernt – es bleibt aber ein Großteil des umgebenden Endometriosegewebes und des Halteapparats (Ligamente) zurück. Auch auf der Vagina bleiben Läsionen zurück. Selbst wenn die Eierstöcke entfernt wurden, kann der Geschlechtsverkehr nach dieser OP schmerzhaft bleiben. Viele Ärzte gehen davon aus, dass der Körper kein Östrogen mehr produziert, wenn die Eierstöcke entfernt wurden, und dass im Körper verbliebene Endometrioseherde nicht mehr stimuliert werden. Diese Annahme ist jedoch falsch. Östrogen kann aus anderen Quellen stammen, etwa aus der Nahrung oder aus den Fettdepots des Körpers. Endometriose kann sogar ein eigenes Östrogen bilden. Wenn eine Frau nach einer Hysterektomie immer noch Schmerzen im Unterleib spürt, liegt dies wahrscheinlich daran, dass noch Läsionen vorhanden sind. Deshalb sollte eine Hysterektomie bei Endometriose, auch wenn die Eierstöcke entfernt werden müssen, immer das Herausschneiden der Endometrioseherde beinhalten. Wenn das erkrankte Gewebe beseitigt wurde, müssen die Eierstöcke selbstverständlich nicht entfernt werden. Ich bin der Meinung, dass mindestens ein Eierstock bei den meisten Hysterektomien bei Endometriose erhalten bleiben muss, insbesondere wenn die Läsionen schon vorher herausoperiert wurden.

Im Februar 2015 führte ich eine Hysterektomie bei Carissa durch, die Ergotherapeutin, die Sie bereits kennengelernt haben (gemeinsam mit ihrem Ehemann Drew). Carissa war gerade 35 Jahre alt, aber sie wollte meiner Empfehlung folgen, ihre Gebärmutter zu entfernen. Sie war etwa zehn Jahre alt, als sie ihre erste Periode hatte – eine ungewöhnlich starke und schmerzhafte, aber die Frauen in ihrer Familie fanden das normal und forderten sie auf, sich nicht so anzustellen. Mit zunehmendem Alter verstärkten sich die Schmerzen während ihrer Menstruation. Sie hatte Schwierigkeiten, ihre Ausbildung zu schaffen. Sie konnte während ihrer Regel nicht mehr mit Freunden oder der Familie an den Strand oder an den Pool gehen, da sie so stark blutete. Nachdem sie zwei Kinder geboren hatte (ein medizinisches Wunder, wenn man bedenkt, wie fortgeschritten ihre Endometriose war, als sie zu mir kam), hatte sie so große Schmerzen, dass sie nicht mit den Kleinen spielen konnte.

»Es hat mein Leben sehr beeinflusst«, sagte Carissa. »Während meiner Ausbildung meinte mein Gynäkologe, es sei wahrscheinlich nur der Stress, aber es wurde mit den Jahren immer schlimmer. Ich musste ständig die Bettwäsche wechseln und Tausende Tampons mit mir rumschleppen.«

Ihr Frauenarzt fand im Oktober 2014 eine Zyste und sagte ihr, er könne sie entfernen. Es sollte eine 20-minütige Operation werden. »Es dauerte zwei Stunden. Als ich aufwachte, sagte der Arzt, ich hätte Endometrioseherde an jedem Organ«, erzählte Carissa. »Nach der Operation fühlte ich mich schlechter als vorher. Er sagte mir, das sei so und dass er in ein paar Jahren eine Hysterektomie machen werde. Aber ich konnte mir nicht vorstellen, so lange zu warten. Ich konnte nicht mit meinen Kindern spielen. Es betraf auch meinen Darm. Es war furchtbar.«

Carissas Schwägerin war meine Patientin und empfahl ihr, zu mir zu kommen. Nachdem ich mir Carissas MRT-Bilder angesehen hatte, erkannte ich ohne Zweifel, dass sie eine Kandidatin für eine Hysterektomie war. »Dr. Seckin stellte sicher, dass ich keine weiteren Kinder haben wollte. Er sagte, eine Hysterektomie sei der letzte Ausweg für ihn, aber ich wollte nicht mehr so leben.«

In einer fast siebenstündigen Operation entfernte ich ihre Gebärmutter, den Gebärmutterhals und den linken Eierstock – den rechten Eierstock ließ ich bestehen. »Als ich wach wurde, fühlte ich mich unglaublich«, berichtete Carissa. »Der Schmerz war verschwunden. Es kommt mir wirklich so vor, als sei ich eine neue Frau. In all den Jahren dachte ich, ich wüsste, was ›normal‹ sei, aber ich hatte keine Ahnung. Da ich so jung bin, wird mir oft gesagt, dass es schlimm gewesen sein muss, eine Hysterektomie gehabt zu haben. Ja, es war schlimm.«

Wenn ein Arzt Ihnen mitteilt, dass eine Hysterektomie der einzige Weg ist, um Ihre Schmerzen zu beenden, hat er oder sie vielleicht recht, aber Sie müssen ihm oder ihr zuerst sehr viele Fragen stellen, vor allem, wenn Sie noch schwanger werden möchten. Ist eine Hysterektomie die einzige Lösung? Könnte es sein, dass die

Schmerzen nicht von der Gebärmutter ausgehen, sondern etwa von dem Narbengewebe an den benachbarten Organen? Führt er oder sie eine Exzision der Endometrioseherde während der OP durch? Gibt es Alternativen zur Hysterektomie? Wenn nicht, könnten dann Ihre Eizellen eingefroren werden, falls Sie das möchten? Wenn Sie sich für eine Hysterektomie entscheiden, welche Organe werden entfernt? Nur die Gebärmutter? Nur ein Teil der Gebärmutter? Der Gebärmutterhals? Die Eileiter? Die Eierstöcke? Wie gesagt, manche Ärzte entfernen die Gebärmutter nur zur Hälfte. Einige schneiden den Gebärmutterhals nicht heraus, da es das Fortpflanzungsorgan ist, das am schwierigsten zu entfernen ist, wenn Endometriose vorliegt. Es ist eine riskante und komplizierte Operation für Ärzte, die nicht regelmäßig Endometriose-Patientinnen operieren.

Ich habe bereits erwähnt, dass sich eine von 15 oder 20 Patientinnen, die zu mir kommen, einer Hysterektomie unterzogen hat und die meisten Eingriffe waren wahrscheinlich nicht nötig. Bei denjenigen, die notwendig waren, sind die Frauen in meine Praxis gekommen, entweder weil andere Organe von der Endometriose befallen worden waren oder weil der Chirurg nur einen Teil der Fortpflanzungsorgane entfernt hatte. Stellen Sie sich das so vor: Wenn eine Kardiologin einer Patientin mitteilt, dass drei ihrer Arterien zu 99 Prozent verstopft seien und sie sich einer Operation am offenen Herzen unterziehen müsse, wird die Chirurgin sich nicht nur zwei der Arterien annehmen und die dritte verstopft lassen. Wenn eine Hysterektomie das Problem mit der Endometriose nicht lösen kann, weil die Krankheit in anderen Teilen Ihres Körpers verbleibt, warum sollte dann Ihre Gebärmutter entfernt werden? Wenn Sie sich für diesen Eingriff entscheiden, stellen Sie sicher, dass dies ein letzter Ausweg ist, dass Sie und Ihr Arzt sich über die genaue Definition von *Hysterektomie* verständigen und dass keine Endometrioseherde woanders wuchern.

30 Eizellen einfrieren lassen

Sara, eine Patientin, die ich Ihnen bereits vorgestellt habe und die sagte, sie würde ohne ihre Schmerzmedikamente »auf dem Boden in einer Ecke kauern«, litt vor der Diagnosestellung etwa 15 Jahre lang an Endometriose. Nachdem ihr im Sommer 2009 eine Ärztin einen Eierstock entfernt hatte, kam Sara im Herbst zu einer Operation zu mir.

»Es war eine viereinhalbstündige OP, und es wurden sehr viele Endometrioseherde herausgeschnitten«, berichtete Sara. »Ich konnte nicht glauben, dass die vorherige Ärztin mich entließ, ohne mir zu sagen, was sich in meinem Körper befand. Mein rechter Eierstock war im Grunde tot, wozu es nicht hätte kommen müssen. Ich hatte eine schwere Endometriose überall an der Gebärmutterwand, die zu Harnwegsinfektionen führte. Ich war sicher im IV. Stadium.« Sara hatte auch Läsionen im Darm, die ich aufgrund der Lage nicht sicher entfernen konnte. Ich sagte ihr, dass wir in einigen Jahren vielleicht eine weitere Operation in Betracht ziehen müssten.

»Etwa zwei Jahre später hatte ich fast sieben Kilo verloren und wusste, dass etwas nicht stimmte«, sagte Sara. »Ich dachte, es könnte am Darmproblem liegen, das Dr. Seckin erwähnt hatte. Er machte ein Ultraschall und ein MRT und stellte fest, dass sich die Endometriose in meinem Darm schnell ausgebreitet hatte. Er führte eine weitere Operation durch und musste ein Stück meines Darms entfernen, um die Endometrioseherde herauszuholen. Dann musste er den Darm zusammennähen.«

Ich erklärte ihr nach der zweiten Operation, dass die Endometriose immer wieder auftauchen können würde, insbesondere weil sie sich so schnell zwischen der ersten und der zweiten Operation entwickelt hatte. Ich sagte ihr, dass eine Hysterektomie nötig sei, wenn es zu einer weiteren Operation käme. Sie war Anfang 30 und hatte keine Kinder. Ich fragte sie, ob sie Kinder haben wolle; sie sagte, sie wisse es nicht, aber sie wolle es nicht ausschließen. Wir sprachen über ihre Möglichkeiten, darunter das Einfrieren ihrer Eizellen. Sie entschied sich dafür.

Das Einfrieren von Saras Eizellen kostete sie Tausende von Dollar, die sie selbst bezahlen musste. Ihre Versicherung übernahm keine Kosten, was typisch ist und etwas, von dem ich hoffe, dass es sich in Zukunft ändern wird. Die Kosten hinderten Sara jedoch nicht an ihrem Vorhaben. »Man muss nur mal bedenken, wie viel Geld wir in andere Dinge, etwa in Autos, investieren«, sagte sie. »Unser Körper sollte das Wichtigste sein, in das wir investieren. Ich war an einem Punkt, an dem ich nicht wusste, ob ich Kinder wollte, aber mir war wichtig, die Möglichkeit zu behalten. Ich wusste, dass diese Krankheit zurückkehren könnte, und die nächste Operation würde die Entfernung meiner Fortpflanzungsorgane beinhalten.«

Sara entschied sich, Eizellen einzufrieren, aber direkt nach der OP schien es ihr verfrüht, ihren Körper dieser Prozedur auszusetzen. Im Juli 2014 war sie dann aber so weit. »Man muss zunächst ein paar Termine vereinbaren, damit die in der Fertilitätsklinik sich einen Eindruck vom Zyklus verschaffen und feststellen können, wann es mit den Hormonspritzen und den pränatalen Vitaminen losgehen soll«, schilderte sie. Die Hormonspritzen, die einen hohen Östrogenspiegel enthalten, wurden ihr in den Bauchbereich injiziert und verursachten Übelkeit. Die Eizellen wuchsen sehr schnell. Sara bekam dann eine Spritze, die den Eisprung in Gang setzte, damit die Zellen abgesaugt und eingefroren werden konnten. Die Prozedur war im August abgeschlossen. »Nachdem der Körper den ganzen Platz für die Eizellen geschaffen hat, sie aber nicht mehr da sind, hat man ein aufgeblähtes Gefühl und ist voller Hormone, und mit der nächsten Menstruation kommt alles raus«, erzählte Sara.

Die Fertilitätsspezialisten entnahmen sieben Eizellen, von denen fünf eingefroren wurden. Idealerweise entnehmen sie viel mehr, aber angesichts der Tatsache, dass Sara nur einen Eierstock hatte, waren sie mit dem zufrieden, was sie bekommen konnten.

Wenn Sara entscheidet, Kinder haben zu wollen, müssten wir sehen, ob die Endometriose wieder aufgetaucht ist, und ihre Chancen einschätzen, ein Kind auszutragen. Wenn es nicht gut aussieht oder wir eine Hysterektomie durchführen müssen, bevor sie entscheidet, ob sie Kinder will oder nicht, könnte eine Leihmutter das Kind, das aus ihren Eizellen entsteht, austragen.

Sara sagte, das Einfrieren ihrer Eizellen habe bei ihr eine Menge Stress abgebaut, weil sie nun wisse, dass sie sicher sind, egal was die Endometriose in Zukunft mit ihr macht. Auch ihre grundsätzliche Haltung zum Thema Kinderkriegen hat sich gefestigt. »Wenn ich mit Leuten ausging und sie fragten, ob ich Kinder haben wolle, wusste ich nicht, was ich sagen sollte, weil nicht klar war, ob es überhaupt ging. Wenn man mich heute fragt, kann ich darauf antworten, und das ist eine Erleichterung für mich.«

Wenn Sie nicht sicher sind, ob Sie Ihre Eizellen einfrieren möchten, denken Sie über Dr. Avner Hershlags Worte nach. Er ist der Leiter des North Shore-LIJ Center for Human Reproduction und sprach 2013 auf meiner Medizinerkonferenz über das Thema. Er zog eine Parallele zu der Geschichte aus der Bibel, in der der Pharao einen Traum hatte und Josef aufforderte, ihn zu deuten. »Er träumte von den sieben fetten Kühen und von den sieben mageren Kühen«, sagte Dr. Hershlag. »Josef hat es so interpretiert, dass sie sieben fette Jahre haben würden, mit einer großen Ernte, und dass sie einen großen Teil dieser Ernte einlagern können. Und dann, wenn die mageren Jahre, die Hungerjahre kommen, können sie von dieser Ernte leben. Das Einfrieren von Eizellen ist wie die Vorbereitung auf die magere Zeit.«

DIE BEHANDLUNG, DIE SIE VERDIENEN

31
Ihr erster Besuch beim Endometriose-Spezialisten

Ich werde häufig von früheren Patientinnen, von einer Freundin oder Verwandten, von einem Gastroenterologen, Urologen oder Allgemeinen Gynäkologen oder Allgemeingynäkologen und gelegentlich von einem Krebsspezialisten empfohlen. Andere finden mich online, entweder über meine Website, die EFA-Website, ein Interview mit einer meiner ehemaligen Patientinnen oder eine Social-Media-Seite. Einige meiner neuen Patientinnen wissen einiges über Endometriose, wenn sie zum ersten Mal zu mir kommen, weil sie negative Erfahrungen mit früheren Operationen gemacht haben. Andere haben das Wort Endometriose noch nie gehört. Am Ende ihres ersten Besuchs in meiner Praxis sind sie meist zuversichtlich, dass ich ihnen helfen kann.

Im Durchschnitt haben Frauen, die zu mir kommen, bereits zwei bis drei Operationen hinter sich. Ihnen wurden einer oder beide Eierstöcke entfernt, es wurde eine Hysterektomie und/oder eine Blinddarmoperation durchgeführt oder ein Stück Darm (Dünndarm oder Dickdarm) entfernt. Mit anderen Worten, die Eingriffe erfolgten häufig durch Chirurgen, die nicht einmal Frauenärzte waren, geschweige denn Spezialisten für Endometriose-Chirurgie. Es waren Ärzte, die sich nicht sicher waren, was das Problem war, aber dachten, es könne gelöst werden, wenn sie einen Teil oder das gesamte Organ entfernten.

Viele Patientinnen haben, wenn sie das erste Mal zu mir kommen, bereits mehrere Ärzte aufgesucht: Allgemeinmediziner, Gynäkologen, Spezialisten für Erkrankungen, die nicht mit Endometriose zusammenhängen. Die Liste ist oft so lang, dass manch eine Frau sich gar nicht mehr an alle erinnern kann. Diese Ärzte verschrieben oft Medikamente wie starke Schmerzmittel, Antidepressiva und andere Mittel, die sich negativ auf die Stimmung der Frauen auswirkten und nichts gegen das eigentliche Problem ausrichteten. All dies zu wissen, hilft mir, eine Verbindung zu meiner neuen Patientin aufzubauen und den besten Weg zu ihrer Heilung zu finden.

Bei unserem ersten Treffen mache ich mir zunächst keine Notizen. Ich lasse die Patientin erzählen und höre ihr zu. Es ist ein altmodisches Gespräch von Angesicht zu Angesicht. Ich stelle ihr so viel Zeit zur Verfügung, wie sie braucht, um mir von ihren Schmerzen zu erzählen, den Fehldiagnosen, den bisher erfolgten chirurgischen Eingriffen und wie sich ihre Krankheit auf ihr Privat- und Sozialleben, ihre Arbeit oder Ausbildung und ihre Fruchtbarkeit auswirkt. Der Besuch in meiner Praxis ist für die Frau oft sehr emotional. Zum einen ist es wahrscheinlich das erste Mal seit Jahren, dass jemand ihr wirklich zuhört. Es kann sein, dass sie anfängt zu weinen, wenn sie erzählt, was sie durchgemacht hat, sie sich darüber ärgert, dass niemand ihr geholfen hat, und sie mir mehrmals sagt, dass sie am Ende ihrer Kräfte ist. Der herzzerreißendste Teil ihres Berichts wird den Schmerz betreffen. Sie beschreibt ihn so anschaulich, dass es für jeden, der zuhört, unangenehm wird. Eine meiner neuesten Patientinnen, selbst eine Ärztin, beschrieb ihre schmerzhafte Periode so, als würde sie jeden Monat einen Beutel mit Nägeln ausscheiden. Eine andere Patientin zeichnete eine schlangenartige Kreatur mit Reißzähnen, um den Schmerz in ihrem Rücken zu verbildlichen. Die Patientinnen haben immer ähnliche Symptome, aber sie beschreiben ihre Schmerzen jeweils ganz individuell, was manchmal beim Zuhören Gänsehaut verursacht. So beginnen wir, uns gegenseitig zu vertrauen, und damit beginnt meine Arbeit: sie zu heilen.

In der nächsten Phase der Konsultation nehme ich Stift und Papier heraus und mache mir Notizen, während ich die Patientin nach Details ihrer Schmerzen und früheren Behandlungsversuchen befrage. Die erste Frage, die ich stelle, betrifft ihre Periode. Wie schmerzhaft ist sie? Wie alt war sie, als die Schmerzen einsetzten? Wie lange hält sie an? Treten die Schmerzen vor, während und/oder nach ihrer Periode auf? Sind sie auch in der Zeit des Eisprungs da? Wie stark ist die Blutung? Ist das Blut geronnen? Hat sie Schmerzmittel eingenommen? Könnte sie eine andere Krankheit haben, die starke Blutungen verursachen kann? Alles, was sie mir über ihre Periode erzählen kann, hilft mir, die beste Behandlungsmethode festzulegen.

Ich frage sie, ob sie gastrointestinale Symptome hat: Reflux, Blähungen, Durchfall, Verstopfung. Dann sprechen wir über den Geschlechtsverkehr. Wenn sie sexuell aktiv ist, muss ich mit meinen Fragen persönlicher werden. Es ist ein Thema, über das sie nicht leicht Auskunft geben kann, und ich muss viel nachfragen. Schließlich redet sie, weil sie merkt, dass ich ihr helfen möchte und es höchstwahrscheinlich auch *kann*. Je mehr sie mir erzählt, desto größer ist die Chance, dass ihr Leiden endet. Ich frage, ob sie die Penetration als schmerzhaft empfindet, ob bestimmte Positionen mehr weh tun als andere. Diese Informationen geben mir eine Vorstellung davon, welche Organe von der Endometriose betroffen sein könnten. Es ist auch wichtig anzumerken, dass viele meiner neuen Patientinnen keinen Sex haben, entweder weil sie noch sehr jung sind, es nicht möchten oder die Schmerzen so unerträglich sind, dass sie Angst davor haben. Alle Fragen, die ich zum Geschlechtsverkehr stelle, beziehen sich auf die Physiologie der Frau. Ich werde nicht zu persönlich. Ich frage zum Beispiel nicht, ob die Schmerzen zu Beziehungsproblemen mit ihrem Partner führen. Wenn sie mir davon erzählen will, höre ich zu, aber ich werde sie nicht zwingen, diesen emotionalen Schmerz erneut zu durchleben. Es ist kein Detail, das mir helfen wird, alle Endometrioseherde zu finden und herauszuschneiden. Außerdem kann ich schlussfolgern, dass schmerzhafter Sex zu Problemen in ihrer Beziehung führt, ohne sie nach Einzelheiten fragen zu müssen.

Der erste Termin dauert etwa eine Stunde, manchmal länger. Das ist relativ viel Zeit, aber wir führen ein persönliches Gespräch, das sehr wichtig ist. Angesichts all der Jahre, in denen die Patientin wahrscheinlich gelitten hat, weil niemand bereit war, ihr wirklich zuzuhören und sie zu verstehen, ist eine Stunde keine lange Zeit. Und wenn ich eine Stunde sage, sind darin weder der Aufenthalt im Wartezimmer noch der im Behandlungszimmer, bis ich hereinkomme, gemeint. Nein, es ist eine Stunde, in der die Patientin die meiste Zeit redet und ich zuhöre. Das Wichtigste, was ich zu Beginn der Sprechstunde zu ihr sage, ist, dass ich möchte, dass sie mir vertraut. Sobald dieses Vertrauen hergestellt ist, befindet sie sich auf dem besten Weg, die Endometriose zu besiegen. Aus meiner Sicht ist es eine große Verantwortung, dass die Frau derjenigen Person vertraut, die ihre inneren Organe operieren wird, eine Arbeit, die sie nie sehen, sondern nur fühlen können wird.

Beim nächsten Termin führe ich eine sehr gründliche körperliche Untersuchung durch. Wenn sie beim ersten Besuch niemanden mitgebracht hat – den Partner, die Mutter oder Schwester –, empfehle ich dringend, dass sie es nun tut. Diese Person ist nicht im Untersuchungsraum mit dabei, sie ist aber vorher und nachher zur Unterstützung in meinem Sprechzimmer anwesend. Sie oder er bringt ein zweites Paar Ohren mit, um alles zu hören, was ich mit der Patientin bespreche, und um Fragen zu stellen, an die die Betroffene vielleicht nicht denkt.

Die Untersuchung beginnt im Stehen. Ich berühre den Rücken, um zu sehen, ob sie Schmerzen hat oder empfindlich reagiert, besonders im Bereich der Nieren. Dann legt sich die Patientin flach auf den Rücken und zieht ihre Knie an den Bauch, damit er sich entspannt. Ich taste ihren Bauch ab, die Leber, die Milz und alle vorhandenen OP-Narben. Sie erzählen mir jeweils eine Geschichte, je nachdem, wie groß sie sind und wo sie sich befinden. Während ich die Frau untersuche, stelle ich ihr einige Fragen: Haben Sie Schmerzen in den Beinen oder woanders? Haben Sie Kinder? Wenn ja, wurden sie auf natürliche Weise gezeugt oder über eine In-vitro-Fertilisation? Hatten Sie Fehlgeburten? Kommt in Ihrer Familie Krebs oder Endometriose vor? Nehmen Sie irgendwelche Medikamente ein? Wenn ja, welche?

Anschließend führe ich eine gynäkologische Untersuchung in Anwesenheit einer Assistentin durch. Während sich die Patientin in den Behandlungsstuhl setzt, beziehe ich sie in ein zwangloses Gespräch ein, damit sie sich entspannt. Ich frage etwa, ob sie aus der New Yorker Gegend sei, wo sie arbeitet, und sage dann: »Übrigens, ich untersuche nur Ihren Gebärmutterhals, um zu sehen, ob ich irgendwelche Auffälligkeiten spüren kann.« Ich möchte, dass sie weiß, was ich mache, aber ihre Aufmerksamkeit soll so weit wie möglich davon abgelenkt sein. Wir haben es mit einer schweren Krankheit zu tun, und es ist sehr wahrscheinlich, dass ich der Frau Schmerzen zufüge, wenn ich den betroffenen Bereich anfasse. Ich berühre ihren Gebärmutterhals mit meinem Finger und bewege ihn von rechts nach links und von vorne nach hinten. Ich fühle dann den Bandapparat auf jeder Seite ab – sollte es dort Knoten geben, würde ich sie erfühlen. Diese Untersuchung nennt sich bimanuelle Untersuchung. Als Nächstes bitte ich sie um Erlaubnis, eine rektale Untersuchung, eine sogenannte rektovaginale Untersuchung, durchzuführen. Bei der Untersuchung des Enddarms spüre ich Knötchen in den Seitenwänden. Ich mache dann einen transvaginalen Ultraschall, um die Eierstöcke und die Gebärmutterhöhle zu sehen. Ich schaue nach Polypen und Myomen, die die Ursache für starke Blutungen und Blutgerinnsel sein können. Dann suche ich die Wände der Gebärmuttermuskeln sorgfältig nach Adenomyose und Myomen ab. Zum Schluss scanne ich die Eierstöcke nach Zysten, Endometriomen und Verwachsungen ab. Ich bewerte erneut die Stärke der Schmerzen, während ich den Ultraschallkopf an den Scheidenwänden und in Richtung des Douglas-Raums bewege. Wenn die Stellen schmerzempfindlich sind, weiß ich, dass die Patientin sehr wahrscheinlich Endometriose hat.

Als Nächstes kehren wir in mein Besprechungszimmer zurück und ich erkläre ihr, wo sich in ihrem Körper Endometrioseherde befinden, wie ernst sie erkrankt ist und was dagegen getan werden muss. Ich fertige einige Skizzen an, während ich erkläre, wie sich die Endometriose ausgebreitet hat. Ich zeige ihr Bilder, um ihr ein besseres Verständnis der Krankheit zu vermitteln. Ich erkläre, dass ich während der Operation auch andere Bereiche, wie den Blinddarm und den restlichen Darm, untersuchen werde, um zu sehen, ob sich die Endometriose auch dort ausgebreitet hat.

Wenn ich denke, dass sich die Patientin für eine Operation bei mir entscheidet, folgen noch ein paar wichtige Schritte. Ich schicke sie zum MRT, um das Gewebe und die Nieren weiter zu untersuchen, und zu einem CT-Scan, um sicherzustellen, dass ich jede Stelle im Körper gefunden habe, um die ich mich kümmern muss. Ich gebe ihr auch die Möglichkeit, einen Psychologen aufzusuchen. Wie Sie in den bisherigen Krankengeschichten gelesen haben, kann die Endometriose eine Frau sowohl psychisch als auch körperlich belasten. Meiner Ansicht nach ist es meine Aufgabe, nicht nur die Endometrioseherde operativ zu entfernen, sondern auch die negativen psychologischen Auswirkungen zu beseitigen. Denn ich denke, dass der seelische Frieden ein äußerst wichtiger Bestandteil der allgemeinen Gesundheit meiner Patientinnen ist. Während ich beim ersten Treffen in Teilen die Rolle eines Psychologen gespielt habe, möchte ich, dass jede Patientin die Gelegenheit hat, einen professionellen Therapeuten zu konsultieren, wenn sie tiefergehend über ihre Schmerzen, Ängste und Beziehungen sprechen möchte. Es kann auch eine Möglichkeit sein, sich mental auf die Operation vorzubereiten und einen besseren Zugang zu sich finden.

Ich ermutige Patientinnen, einen Psychologen aufzusuchen, wenn sie depressiv sind oder Medikamente einnehmen, die ihr emotionales Wohlbefinden beeinträchtigen. Für mich ist das wie das Anordnen eines MRTs ihrer Gefühle und Emotionen. Es ist wichtig, dass ich sehe, wie sie mit Stress umgehen. Der Bericht, den ich vom Therapeuten erhalte, hilft mir, vor der Operation Vertrauen zu der jeweiligen Frau aufzubauen. Einige meiner Patientinnen wurden von Casey betreut, die Sie im Kapitel über Ernährung kennengelernt haben. Casey ist Sozialarbeiterin. Sie erhielt über viele Jahre mehrere Fehldiagnosen und erlitt vier Fehlgeburten. Ich habe zwei Operationen an ihr durchgeführt, und sie leistet eine tolle Arbeit für mich und in der Stiftung, um das Bewusstsein für Endometriose zu stärken. Sie hat an meinem Blog gearbeitet und leitete die Endo Warriors in Westchester, New York, worüber Sie später im Buch lesen werden. Wie Sie anhand ihrer eigenen Worte sehen können, kann sich Casey in alle meine Patientinnen einfühlen:

> »Ich begleite sie auf dem ganzen Weg – wenn sie möchten, auch nach der Operation. Ich ermutige sie, sich einer OP zu unterziehen, und ich versuche, ihnen die Ängste zu nehmen. Diese Krankheit ist allgegenwärtig, sie beeinflusst Paarbeziehungen, Freundschaften und die Berufswahl. Auch mit der besten Behandlung haben diese Frauen eine veränderte Lebensqualität. Ich helfe ihnen, Selbstwertgefühl aufzubauen

oder zu stabilisieren und die Tatsache zu verinnerlichen, dass die Krankheit sie zwar beeinflusst, aber nicht definiert. Viele Frauen machen sich Sorgen über das, was sie erleben, wenn sie nach der OP aufwachen. Sie befürchten, dass sie vielleicht keine Endometriose haben, da sie bereits bei so vielen Ärzten waren. Sie sind besorgt, dass Dr. Seckin nichts findet und dass sie wirklich verrückt sein könnten. Oder wenn er etwas findet, wie schlimm würde es sein? Würden sie ohne Eierstöcke aufwachen? Müssten andere Organe entfernt werden? Es gibt so viele Was-wäre-wenns. Ich versichere ihnen, dass sie wirklich tolle und mutige Frauen sind und sich in den besten Händen befinden.«

Als Letztes bitte ich die Patientin, sich mit den anderen Spezialisten in meinem Team zu treffen, die gegebenenfalls an der Operation beteiligt sind. Wenn ich zum Beispiel glaube, dass es signifikante Darmläsionen gibt, trifft sie meinen Darmspezialisten. Wenn Nierenprobleme auftreten könnten, bitte ich sie, meinen Urologen aufzusuchen. Wenn wir in den Operationssaal gehen, sind wir zu 100 Prozent in jeder Hinsicht vorbereitet.

Insgesamt hat eine Patientin vor der Operation mindestens drei bis vier Termine bei mir. Ich möchte eine Verbindung zu ihr aufbauen. Ich möchte, dass sie mich in der Praxis kennenlernt. Zwischen den verschiedenen Terminen sollte ein wenig Zeit vergehen, damit sie alles verarbeiten kann, damit sie alle Fragen stellen kann, die ihr nicht sofort beim ersten Termin einfallen und die ihr helfen können, eine Entscheidung auf der Grundlage fundierter Informationen zu treffen. Wenn sie sich gegen eine Operation entscheidet, ist das ihr gutes Recht. Wenn sie sich dazu entschließt, den Eingriff vornehmen zu lassen, machen wir sofort einen Termin. Nach der Operation sind die Chancen sehr groß, dass sie aufwacht und sich wie neugeboren fühlt, dass es ihr sofort besser geht als in all den Jahren zuvor.

Die Art und Weise, wie ich mit meinen Patientinnen umgehe, ist nicht nur ein Beispiel dafür, wie Sie behandelt werden können, sondern auch, wie Sie behandelt werden sollen. Ganz gleich, ob Sie wegen geringfügiger Schmerzen oder eines größeren Problems einen Arzt aufsuchen, Sie verdienen immer die beste Beratung und medizinische Versorgung.

Sara, die vom Einfrieren ihrer Eizellen berichtet hat, entwickelte wahrscheinlich Endometriose, als sie 15 war, aber sie wurde erst mit 29 diagnostiziert, kurz nachdem sie eines Nachts krank geworden war. Sie war gerade auf einer Junggesellinnenparty angekommen, als sie plötzlich Durchfall und starke Bauchschmerzen bekam und beinahe in Ohnmacht fiel. Sie stand die Party irgendwie durch und ging am nächsten Tag zu ihrer Ärztin.

»Sie begrüßte mich kaum, schickte mich zum Ultraschall und schlussfolgerte, dass ich einige Zysten an meinen Eierstöcken hätte«, erzählte Sara. »Sie hat mich operiert und die Zysten samt eines Teils meines rechten Eierstocks entfernt. Nach der OP hat sie mir keinen Besuch abgestattet. Sie wollten, dass ich aus versicherungstechnischen Gründen so schnell wie möglich das Krankenhaus verlasse. Tatsächlich versuchten die Schwestern, mich schnell dazu zu bringen, eigenständig zur Toilette zu gehen, damit sie mich entlassen konnten. Ich war vorher noch nie operiert worden, also ging ich einfach davon aus, dass das immer so abläuft.«

Sara ging eine Woche später zu ihrem Folgetermin:

> »Die Ärztin erzählte mir, dass sie während der Operation habe sehen können, dass ich eine schwere Endometriose hätte. Sie sagte mir, wenn ich Kinder haben wolle, solle das jetzt passieren, wenn nicht, würde sie mir Leuprorelin ver-

schreiben. Es war einfach sehr seltsam, wie sie mir nur diese beiden Möglichkeiten präsentierte. Ich entgegnete, dass ich zu dem Zeitpunkt noch keine Kinder haben wolle und dass ich kein Leuprorelin nehmen werde, weil ich nicht einmal wisse, was das überhaupt sei. Sie schien sich zu ärgern, dass ich beide Optionen ablehnte, und sagte: ›Dann muss ich Ihnen die Pille verschreiben.‹ Ich antwortete, dass ich zuvor die Pille genommen hätte und mein Körper nicht gut darauf reagiert habe. Sie erwiderte: ›Dann weiß ich nicht, was ich mit Ihnen machen soll‹, und schickte mich nach Hause. Sie hat mir nie wirklich erklärt, was Endometriose eigentlich ist und wie stark ich betroffen war. Sie sagte nur, ich hätte diese Krankheit, und wenn ich nicht sofort Kinder haben wolle, würde ich überhaupt keine bekommen. Auf diesem Wissensstand bin ich aus der Praxis gegangen.«

Saras Geschichte hat mich verstört. Leider höre ich solche Geschichten zu oft. Wenn Sie jemals von einem Arzt so behandelt wurden, gehen Sie nie wieder hin. Suchen Sie sich sofort einen neuen.

Basira, die ihren Fall im Kapitel über Eierstockzysten vorgestellt hat, bekam im Alter von elf Jahren Symptome einer Endometriose: starke Regelblutungen und Killerkrämpfe. Sie lebte mehr als ein Jahrzehnt mit ihnen, denn sie dachte, es sei normal. Als sie 23 war, zeigte ein Ultraschall, dass sie eine Schokoladenzyste an einem ihrer Eierstöcke hatte. Weitere Symptome, die sie plagten, waren Rückenschmerzen, Beinschmerzen, Verstopfung und Schmerzen beim Geschlechtsverkehr. Basira recherchierte selbst und war sich sicher, dass sie Endometriose hatte.

»Ich wollte unbedingt einen guten Arzt finden, weil ich wusste, dass nicht jeder diese Krankheit behandeln kann«, erklärte sie. »Ich habe viel über Dr. Seckin recherchiert und jede Menge Gutes über ihn gehört. Bei unserem Kennenlerntermin merkte ich sofort, dass er ein Experte war, weil er wusste, welche Fragen er stellen und wonach er suchen sollte. Er war nicht einfach nur ein weiterer Arzt der Kategorie: »Ich werde Ihnen die Pille verschreiben.« Ich wusste, dass ich eine OP brauchte, und er wusste es auch. Dr. Seckin hat meine Bedenken oder meine Gefühle nicht abgewiesen. Er nahm sich die Zeit, um meine Situation einzuschätzen und genau herauszufinden, was los war. Er fragte, wann ich meine erste Menstruation gehabt hätte und ob ich schmerzhafte Perioden, Schmerzen in den Beinen und beim Sex hätte. Gynäkologen sind immer vielbeschäftigt und viele von ihnen möchten einfach, dass es schnell geht, aber nicht alle Frauen zeigen die gleichen Symptome. Sie brauchen jemanden, der auf Details schaut und sie richtig einschätzen kann.«

Noch einmal, es geht hier nicht um mich. Es geht darum, dass Ihnen die richtige Behandlung zuteil kommt. Viele Ärzte behandeln ihre Patientinnen sensibel, mit viel Wissen und Mitgefühl, aber es ist schwierig, diese Ärzte zu finden. Wenn Sie auf jemanden wie die Ärztin von Sara treffen, vertrauen Sie Ihrem Instinkt und wechseln Sie.

32
Der Goldstandard

Die laparoskopische Chirurgie, bei der eine Exzision vorgenommen wird, bezeichne ich als den Goldstandard der Behandlung bei Endometriose. Durch die Vergrößerung bietet die Laparoskopie eine viel klarere Sicht, was eine möglichst genaue Operation ermöglicht. Bereits vor Jahren habe ich die Methode erweitert: Durch die Verwendung der Aquablau-Kontrasttechnik lassen sich die Endometrioseherde noch besser erkennen. So kann ich erkranktes Gewebe breiter und tiefergehend entfernen und die betroffenen Organe wie Eierstöcke, Darm, Blase und Harnleiter wiederherstellen und fein vernähen.

Ich habe diese Methode vor über 25 Jahren entwickelt, nachdem ich die Arbeit von Dr. Camran Nezhat und Dr. David Redwine beobachtet hatte und während ich in New York an der Seite von mehreren Chirurgen arbeitete, darunter Dr. Harry Reich und Dr. C.Y. Liu. Sie waren sowohl prominente laparoskopische Chirurgen als auch Pioniere auf dem Gebiet der Endometriose. Zum gegenwärtigen Zeitpunkt führt in den USA nur eine Handvoll Ärzte eine Exzision bei Endometriose durch – das ist ein Mangel, von dem ich mir wünsche, dass er bald behoben sein wird. Um das Verfahren zu erlernen und zu perfektionieren, sind viel Erfahrung, Wissen, Zeit, Präzision, Fingerfertigkeit und Geduld erforderlich. Von allergrößter Wichtigkeit bei der Durchführung von Endometriose-Operationen ist auch die Fähigkeit, mit Komplikationen umgehen zu können.

Was diesen Eingriff zur effektivsten Methode bei der Behandlung der Endometriose macht, ist, dass dabei nicht einfach nur die Spitze der Endometrioseherde entfernt wird, wie es bei Laseroperationen geschieht. Stattdessen wird das entzündete Gewebe bis auf die Wurzel herausgeschnitten, da der Chirurg bis in tiefe Schichten des Körpers blickt. Auf diese Weise werden Schmerzen gelindert oder sogar beseitigt und es kann sogar die Fruchtbarkeit wiederhergestellt werden. Der Chirurg entfernt nicht nur erkranktes und geschädigtes Gewebe, sondern stellt auch Organe geschickt wieder her und somit ihre Funktionalität. Vergleiche die Abbildung Nummer 15 im Bildteil auf Seite 145. In Bezug darauf ist die Endometriose-Operation wie eine plastische Chirurgie, nur dass sie nicht sichtbar ist wie etwa bei einer Nasenkorrektur. Der Beweis für eine erfolgreiche Rekonstruktion ist die Schmerzlinderung nach Wiederherstellung der Organfunktion. Aus diesem Grund ist es unerlässlich, dass jeder Endometriose-Chirurg über die Fähigkeit verfügt, Gewebe zuzunähen und zu verbinden und ein Organ wieder an der Stelle zu platzieren, wo es hingehört. Die Organe müssen nach der Operation gut funktionieren. Zusammengefasst beinhalten die erforderlichen Fertigkeiten nicht nur die Exzisionstechnik, sondern auch eine sorgfältige Blutungskontrolle, das Zunähen sowie die Rekonstruktion und Wiederherstellung von Organen.

Ich veranschauliche meinen Patientinnen diese Operation anhand eines Eisbergs. Stellen Sie sich den Gipfel (die Endometriose) vor, der über die Wasseroberfläche (ein Organ im Körper) ragt. Wenn Sie die Spitze des Eisbergs bis auf den Wasserspiegel abschleifen, erscheint zunächst eine saubere und glatte Oberfläche. Der größte und dichteste Teil bleibt jedoch unter Wasser. Obwohl er nicht sichtbar ist, ist er immer noch da. Dieses »Abschleifen« entspräche den chirurgischen Techniken, bei denen Laser oder ein anderes Verfahren verwendet wird, das Strom einsetzt, um den Teil der Endometriose zu kappen, der sich auf der Oberfläche des Organs befindet. Der Teil unter der Oberfläche ist immer noch da und wird weiterwachsen. Bei einer Exzision wird der gesamte Eisberg oder Endometrioseherd dauerhaft entfernt und damit die größte Schmerzlinderung erzielt.

Ich führe die Operation nach einer modifizierten Methodik und einer von mir geschützten Technik durch. Dabei scanne ich die Organe jedes Mal in der gleichen Reihenfolge ab, um die Endometriose so vollständig wie möglich entfernen zu können. Einige Ärzte beginnen an immer unterschiedlichen Stellen des Körpers oder lassen sich von etwas Unerwartetem ablenken, wenn sie die Patientin öffnen. Indem ich bei jeder OP die gleichen Schritte in einer bestimmten Reihenfolge durchgehe, habe ich mehr Kontrolle und Sicherheit über das, was ich tue. Wenn man die Prozedur immer wieder abändert, kann man leichter etwas übersehen.

Wie läuft die Operation also ab? Mithilfe des Laparoskops kann ich in die Bauch- und Beckenregion sehen. Ein Laparoskop ist ein langer, dünner Tubus mit einem Teleskopobjektiv, mehreren Lichtquellen und einer Minivideokamera. Ein großer Monitor ist mir gegenüber aufgestellt, sodass ich alles klar und groß sehen kann. Die Instrumente, die ich verwende, sind Erweiterungen meiner Hände, sodass diese niemals wirklich in den Körper der Patientin eindringen (sie könnten es auch nicht, da die Einschnitte so klein sind). Die Instrumente sind wie ein Satz Essstäbchen in jeder Hand. Während ich auf den Monitor schaue, bewege ich mich Pixel für Pixel voran, um jeden noch so kleinen Herd der Krankheit herauszuschneiden. Deshalb sind Geschicklichkeit und Präzision so wichtig. Organe werden für eine genaue Betrachtung verschoben, Biopsien werden entnommen, die Diagnose Endometriose wird bestätigt und krankes Gewebe wird entfernt. Eine Operation dauert durchschnittlich drei bis vier Stunden, manchmal sind es fünf oder zehn Stunden. Angesichts all dieser Hürden kann man vielleicht nachvollziehen, warum erst so wenige Chirurgen in dieser spezifischen Art der

Operation ausgebildet wurden oder warum sie sich keine Zeit für eine Weiterbildung genommen haben.

Der Eingriff beginnt mit einem kleinen (etwa fünf bis zehn Millimeter) Schnitt durch den Nabel, in den eine Nadel eingeführt wird. Für mehr Platz und eine bessere Sicht wird Kohlendioxid in die Bauchhöhle gepumpt. Dieses farb- und geruchlose Gas bläst den Hohlraum auf, hebt die Organe an und trennt sie voneinander, damit das Laparoskop sicher eingeführt werden kann. Weitere Einschnitte werden an der Grenze zum Schamhaar und/oder über den Eierstöcken vorgenommen, um chirurgische Instrumente einführen zu können.

Nachdem alle Instrumente strategisch eingesetzt wurden, erkunde ich die Organe und das umgebende Gewebe, nehme Gewebeproben und entferne dann die Endometrioseherde und Verwachsungen. Ich beginne mit dem Darm und gehe anschließend zu den Eierstöcken, zur Beckenwand, zur Gebärmutter und den anderen Organen. Ich inspiziere jeden Zentimeter der Bauch- und Beckenhöhle sowie die Leber und das Zwerchfell. Jede Auffälligkeit, die ich in diesen Bereichen sehe, kann mit den Schmerzen der Frau zusammenhängen, sofern nicht das Gegenteil nachgewiesen ist.

Einer der entscheidendsten Aspekte der Operation ist die Bestätigung der Diagnose Endometriose durch einen Pathologen, der eine Probe des entnommenen Gewebes unter einem Mikroskop betrachtet. Er klärt mich über das Ausmaß entzündlicher Veränderungen, die durch die Endometriose hervorgerufen wurden, auf. Er stellt auch fest, ob die Endometriose-Zellen krebsartige Veränderungen aufweisen. Eine kürzlich durchgeführte schwedische Studie legt nahe, dass Endometriose-Patientinnen, bei denen eine Exzision durchgeführt wurde, weniger häufig Eierstockkrebs entwickelten als solche, die sich nicht operieren ließen.[16] Kontrollstudien haben ebenfalls gezeigt, dass die Exzision im Vergleich zu anderen Methoden die besten Ergebnisse bei der Schmerzlinderung bietet und sich positiv auf die Lebensqualität auswirkt. Unabhängig davon, ob wir etwas so Gravierendes wie Verwachsungen im kleinen Becken oder »nur« eine kleine Läsion am Bauchfell behandeln, der Goldstandard ist die Exzision, bei der kein krankes Gewebe zurückbleibt. Nur die Exzisionstechnik kann alle Symptome der Endometriose behandeln, einschließlich Schmerzen bei der Periode, beim Geschlechtsverkehr, beim Stuhlgang sowie in Beinen und Rücken während der Menstruation.

Die Rehabilitationsphase der Patientinnen variiert. Eine Frau, die sich einer dreistündigen Operation unterzogen hat, um die Endometriose aus einem kleinen Bereich des Körpers entfernen zu lassen, erholt sich wahrscheinlich viel schneller als eine Frau nach einer achtstündigen Operation mehrerer Organe. Mein Ziel bei jeder Patientin ist, sie innerhalb von 24 Stunden aus dem Krankenhaus zu entlassen. Es ist besser, wenn sie sich in ihrem bequemen Zuhause bewegt und ihre Kräfte zurückerlangt, als in einem Krankenhaus, in unmittelbarer Nähe zu anderen kranken Patienten. Wenn sie Angst davor hat, innerhalb eines Tages nach Hause zu gehen, zwinge ich sie nicht dazu. Einige meiner Patientinnen bleiben bis zu einer Woche. Das ist länger, als viele von uns möchten, aber wenn es das ist, was sie braucht, dann soll es so sein. Was die allgemeine Genesungszeit angeht, hatte ich Patientinnen, die nach etwa einer Woche wieder zur Arbeit gingen, und andere, die einen Monat oder mehr benötigten. Jeder Mensch ist anders.

Was passiert, wenn nach der Operation die Schmerzen nicht so stark nachlassen, wie die Patientin oder ich es erwartet haben? Ein kleiner Prozentsatz der Frauen, die ich operiere, muss für einen weiteren Eingriff wiederkommen, weil entweder die Endometrioseherde so tief lagen, dass ich nicht alles entfernen konnte, ohne die

Nerven zu schädigen, oder weil ich vielleicht etwas versäumt habe, da die Länge und Komplexität der Operation zur Ermüdung des Chirurgen führt. Wenn ich zwölf oder 16 Stunden lang am Stück operieren könnte, würde ich es tun, aber es ist einfach nicht möglich. Neun oder zehn Stunden sind das Maximum.

Ich verspreche keiner Patientin, dass sich ihre Schmerzen auf ein bestimmtes Niveau reduzieren. Kein Arzt kann ein genaues Ergebnis garantieren, da eben jede Patientin anders ist. Obwohl viele von ihnen sagen, dass ich Wunder an ihnen vollbracht habe (insbesondere, wenn sie zuvor erfolglose Operationen bei anderen Ärzten durchgemacht haben), tue ich das keineswegs. Es gibt keine Magie. Ich kann die Schmerzen einer Frau nicht kontrollieren. Was ich ihr versprechen kann, ist, dass ich jedes auffällige Gewebeteilchen einzeln entferne, dass ich so viele Endometrioseherde herausschneide, wie ich nur kann, und dass ich kein Organ entferne, es sei denn, das ist absolut nötig. Ich werde meiner Patientin auch sagen, dass ich Fälle wie den ihren zuvor gesehen habe und dass es mein Ziel ist, bei ihr den gleichen Erfolg zu erzielen wie bei den anderen. Ich nehme jede Operation in Gänze per Video auf. Wenn die Schmerzen einer von mir behandelten Frau wiederkommen, werden wir gemeinsam die Aufzeichnung der Operation Schritt für Schritt anschauen und sehen, was wir herausfinden können.

Ein Verfahren mit einer hohen Erfolgsquote, verbunden mit einem offenen und ehrlichen Chirurgen – das ist es, was jede Patientin möchte, ob sie nun an Endometriose leidet oder an einer anderen Krankheit.

33
Wenn die OP nicht so verläuft wie geplant

Ich habe im letzten Kapitel die Exzision als einen Eingriff mit »hoher Erfolgsquote« bezeichnet. Das stimmt. Beachten Sie jedoch, dass ich keine Erfolgsquote von 100 Prozent angegeben habe. Ich behandle jede Patientin, die zu mir kommt, als ob ihr Leben von dem abhängt, was ich für sie tun kann. Menschen neigen dazu, eine erfolgreiche Operation als ein magisches Ereignis zu sehen oder als Wunder. Es gibt keine Magie, keine Wunder. Ich mache das mir Mögliche, mit den Mitteln, die ich habe. Aber mein Bestes führt nicht immer zu perfekten Ergebnissen.

Mit elf Jahren hatte Nicoletta ihre erste schmerzhafte Periode. Ihre Geschichte ähnelt der der anderen bereits vorgestellten Frauen: Ihre Familie sagte ihr, dass der Schmerz normal sei. Wegen ihres Leids verpasste sie eine Menge in der Schule und auch andere Ereignisse. Ihr wurde gesagt, sie solle Schmerzmittel nehmen und damit klarkommen. Sie erhielt die Fehldiagnose Reizdarmsyndrom und ging über die Jahre zu drei verschiedenen Gynäkologen, die nicht wussten, wie sie ihr helfen konnten. Ein vierter Frauenarzt diagnostizierte schließlich eine Endometriose, nachdem sie 16 Jahre lang gelitten hatte. Er führte eine OP mit Laserchirurgie an ihr durch; und sie und ihr Mann versuchten fünf Jahre lang, ohne Erfolg, Kinder zu bekommen.

Nach mehr als 20 Jahren Schmerzen fand Nicoletta 2011 einen Arzt, der sich auf die Behandlung von Endometriose spezialisiert hatte. »Ich war aufgeregt«, erzählte Nicoletta. »Er sagte: ›Ich kann Ihnen helfen, und Sie werden Kinder bekommen.‹« Nicoletta machte für den Monat Juni einen Operationstermin bei ihm aus.

Nach der OP fühlte sie sich sehr gut. Der Chirurg sagte ihr, dass er die Krankheit entfernt habe.

»Ich habe mich wirklich toll gefühlt. Ich war so glücklich«, berichtete sie. Aber die Freude war nur von kurzer Dauer, denn diese OP war wie die anderen eine Laser-OP gewesen. »Einen Monat später hatte ich mehr Schmerzen als jemals zuvor«, sagte Nicoletta. »Ich konnte kaum laufen. Ich humpelte in seine Praxis. Er konnte es nicht glauben. Er riet mir, nach Hause zu gehen, mich hinzulegen und Schmerzmittel einzunehmen. Als das nicht half, ging ich ein paar Wochen später wieder hin und er machte eine Ultraschalluntersuchung. Er meinte, alles sehe sehr gut aus, ich dürfte keine Probleme haben. Aber ich hatte welche. Ich sagte ihm, dass ich Angst davor hatte, meine nächste Periode zu bekommen. Aber er wusste nicht, was er noch hätte tun können.«

Nicoletta stellte ihre Ernährung um und ging zu Akupunktursitzungen. Der Akupunkteur empfahl ihr zwei Endometriose-Chirurgen, darunter mich. »Ich habe in beiden Praxen angerufen, um mir einen ersten Eindruck zu verschaffen, und ich hatte das Gefühl, dass das Büro von Dr. Seckin professioneller und fürsorglicher war und auf dem neuesten Stand«, sagte sie. »Ich habe Dr. Seckin im September 2011 getroffen und er hat mich ausführlich befragt. Er verstand alles, was ich durchgemacht hatte, ohne dass ich es groß erläutern musste. Das machte mich sofort zuversichtlich.«

Ich habe Nicoletta im November 2011 operiert. Die OP dauerte acht Stunden. Ich führte eine Teilentfernung des Enddarms durch und legte Stents (Gefäßstützen) in ihre Harnleiter. Ich entnahm 20 Gewebeproben, die positiv auf Endometriose getestet wurden. Dies geschah nur fünf Monate nachdem ihr vorheriger Arzt gesagt hatte, dass er alle Endometrioseherde entfernt habe und dass im Ultraschallbild alles sehr gut aussehe.

Normalerweise erzähle ich an dieser Stelle, dass die Patientin seitdem ein glückliches Leben lebt. Aber nicht dieses Mal.

»Nach der Operation war mein Hämoglobinwert niedrig«, erzählte Nicoletta. »Die Krankenschwestern sagten, ich könne über Nacht im Krankenhaus bleiben, aber ich bin selbst Krankenschwester und dachte, ich könne auf mich aufpassen, also bin ich nach Hause gegangen. Dort angekommen, ging es mir nicht gut. Ich war sehr blass. Irgendetwas stimmte nicht mit mir. Am dritten Tag hatte ich das Gefühl, es würde etwas Schlimmes passieren, wenn ich nicht ins Krankenhaus ginge.«

Ich war nicht in der Stadt, als Nicoletta aus dem Krankenhaus entlassen worden war, und auch nicht, als sie wiederkam, aber ein paar Ärzte aus meinem Team waren da, um sich um sie zu kümmern. Sie stellten fest, dass sie innere Blutungen hatte und unter starken Schmerzen litt. Sie bekam eine Bluttransfusion und wurde beobachtet, bis sie sich gut genug fühlte, um nach Hause zu gehen. Aber zwei Tage später war sie zurück und schwer krank. Sie übergab sich mehrmals auf dem Weg ins Krankenhaus.

»Ich dachte wirklich, ich würde sterben«, erzählte Nicoletta. »Es stellte sich heraus, dass sich die Nähte am Enddarm geöffnet hatten und dadurch eine Blutvergiftung entstanden war. Mehrere Infektionsspezialisten untersuchten mich und beschlossen, eine Kolostomie vorzunehmen.« Das ist das Anlegen eines künstlichen Darmausgangs. Der Kot gelangt dann durch den Ausgang (das Stoma) in einen am Bauch befestigten Beutel. In der Regel wird eine Kolostomie vorgenommen, damit der Darm nach einer Operation oder nach einer Krebserkrankung heilen kann. Sie kann vorübergehend oder dauerhaft sein.

Nicolettas Albtraum ging weiter. »Ich hatte den künstlichen Ausgang vier Monate lang und mein Gewicht sank auf 38 Kilo. Ich konnte nicht mehr arbeiten und verlor beinahe meinen Job. Es war schrecklich«, erzählte sie. »Ich war etwa 15 Tage lang im Krankenhaus, damit die Ärzte herausfinden konnten, welche Bakterien in meinem Körper waren und welche Antibiotika eingesetzt werden mussten. Einmal habe ich zwölf Tage am Stück nicht gegessen.«

Als ich nach New York zurückkehrte, traf ich mich mit Nicoletta und ihrem Mann. Zu sagen, dass ich mich wegen dieses Vorfalls schrecklich fühlte, trifft nicht annähernd meine Gemütslage. Obwohl sie jedes Recht hatte, wütend auf mich zu sein, war Nicoletta es nicht. Ich wusste zwar, dass ich während der Operation mein Bestes gegeben hatte, aber ich fand nicht, dass ich Nicolettas Verständnis verdiente, nach allem, was sie durchgemacht hatte.

»Oh, verstehen Sie mich nicht falsch. Ich war durchaus wütend«, sagte Nicoletta. »Ich war wütend, dass das passiert ist und dass Dr. Seckin nicht in der Stadt war. Ich wäre kein Mensch, wenn ich anders empfunden hätte. Aber als ich ihn traf, entschuldigte er sich, und ich konnte sehen, dass er Tränen in den Augen hatte. Ich wusste, wie aufrichtig er war. Das war der Zeitpunkt, an dem ich ganz ruhig wurde. Mir wurde klar, dass die Ärzte aus seinem Team sich gut um mich gekümmert hatten. Einer von ihnen schaute jeden Tag nach mir. Eine innere Blutung ist etwas, das bei jeder Operation passieren kann, und sie kümmerten sich darum. Auch dass ich eine Blutvergiftung bekam, lag nicht daran, dass er fahrlässig gehandelt hätte. Es war kein Fehler, sowas kann passieren, vor allem, wenn man bedenkt, wie stark sich die Endometriose ausgebreitet hatte und dass die Operation acht Stunden gedauert hat.«

Zum Glück gab es für Nicoletta dann doch noch ein Happy End. Trotz aller Komplikationen war die Exzision in mehr als einer Hinsicht ein Erfolg. Nach der Kolostomie (die erfolgreich rückgängig gemacht wurde) konnte sie nicht nur zum ersten Mal seit ihrer Kindheit wieder ein relativ schmerzfreies Leben führen, ein Jahr nach der OP wurde sie auch schwanger. Sie brachte im August

2013 einen gesunden Jungen zur Welt. Im folgenden Jahr wurde sie erneut schwanger und bekam im April 2015 ein gesundes Mädchen. In beiden Fällen wurden die Babys auf natürlichem Wege (ohne In-vitro-Fertilisation) gezeugt.

»Ich glaube, alles hat einen Grund«, sagte Nicoletta. »Ich weiß, dass andere Patientinnen vielleicht wütend auf Dr. Seckin geblieben wären, aber ich entschied mich dafür, wertzuschätzen, dass ich keine Schmerzen mehr hatte und dass ich all das durchmachen musste, um eines Tages diese beiden wunderbaren Kinder zu bekommen.«

Obwohl die Operation von Nicoletta nicht wie geplant verlief, wollte ich Ihnen davon berichten, um Ihnen einen weiteren Einblick in die Arbeitsrealität eines Chirurgen zu geben und Sie daran zu erinnern, dass Ärzte auch nur Menschen sind. Kein Eingriff ist »Routine«. Und bei einer Endometriose-Operation ist überhaupt nichts Routine. Es kam vor, dass ich nach der akribischsten Exzision erneut operieren musste. In einigen Fällen waren die Läsionen so tief verborgen, dass ich sie nicht sehen konnte. Oder die Endometriose war so aggressiv, dass sich kurz nach der ersten OP neue Läsionen bildeten. Jede Operation erfordert extreme Konzentration, Präzision und 100-prozentige Anstrengung, aber auch dann verläuft nicht immer alles nach Plan. Eine Geschichte wie die von Nicoletta kommt bei meinen Patientinnen äußerst selten vor. Mein Ziel ist es, dafür zu sorgen, dass die Frau geheilt wird, egal wie kompliziert ihr Fall ist.

34
Kindersegen nach der OP

Sie haben gerade darüber gelesen, wie Nicoletta und ihr Mann nach einer Exzision zwei Kinder bekommen haben. In diesem Kapitel soll es um weitere erfolgreiche Schwangerschaften gehen. Kyung, die Künstlerin aus New York, die ich Ihnen in dem Kapitel über die Wirkung der Pille vorgestellt habe, kam im Februar 2013 wegen einer Operation zu mir. Es wurde ein vierstündiger Eingriff, bei dem ich 18 Läsionen und ihren Wurmfortsatz entfernt habe sowie viel Narbengewebe, das nach einer früheren Laseroperation entstanden war. Nach der OP notierte ich mir: »Eine Schwangerschaft ist eher unwahrscheinlich.« Die Endometriose hatte ihren Fortpflanzungsorganen großen Schaden zugefügt. »Eher« impliziert jedoch ein Fünkchen Hoffnung, sicherlich mehr, als sie vor der Operation gehabt hatte. Ich schlug ihr vor, es bald zu probieren, wenn sie schwanger werden wollte.

»Mein Verlobter und ich folgten Dr. Seckins Rat und versuchten es gleich nach der Operation, aber es passierte nichts«, erzählte Kyung. »Im Dezember kamen die Beschwerden wieder. Ich ging zu Dr. Seckin und er teilte mir mit, dass ich eine Adenomyose hatte«, also endometriotische Zellen, die im Muskelgewebe der Gebärmutter wuchsen. »Er sagte mir, dass ich irgendwann eine Hysterektomie würde vornehmen lassen müssen. Es war ein totaler Schock für uns. Ich hatte die Operation durchführen lassen, damit alles wieder in Ordnung kam und ich schwanger werden könnte, und nun sah es so aus, als würde es nie klappen. Wir weinten. Wir haben fast einen Monat lang getrauert.«

Kyung wusste zu diesem Zeitpunkt noch nicht, dass die emotionale Achterbahnfahrt – von einer erfolgreichen Operation nach jahrelangem Leiden bis zur Entstehung einer Adenomyose einige Monate nach der OP –, gerade erst begann. Im April 2014, als sicher war, dass eine Hysterektomie bald unumgänglich sein würde, wurde sie schwanger. Leider überlebte der Embryo nicht.

»Beim Ultraschall nach der siebten Schwangerschaftswoche hört man normalerweise den Herzschlag«, berichtete Kyung. »Ich habe ihn nicht gehört. In der gynäkologischen Praxis erklärte man uns, dass sich der Embryo etwa nach der fünften Woche nicht weiterentwickelt hätte. Als ich zu Dr. Seckin ging, sagte er mir, es sei aber immerhin ein sehr gutes Zeichen, dass ich überhaupt schwanger werden könne. Das ist nicht unbedingt das, was man nach einer Fehlgeburt hören will, aber ich habe verstanden, wie er es meinte. Es gab uns Hoffnung.«

Kyung und ihr Verlobter heirateten und flogen in die Flitterwochen nach Puerto Rico. »Ich habe tatsächlich mein Ovulations-Kit mitgenommen«, sagte Kyung. »Ich hatte zu dem Zeitpunkt einen Eisprung und wir wollten versuchen, schwanger zu werden. Wir hatten es mehrere Monate nicht mehr probiert, um uns zu erholen und um uns auf die Hochzeit vorzubereiten.« Als sie aus den Flitterwochen zurückkehrten, machte Kyung einen Schwangerschaftstest. Er war negativ. Ein paar Tage später hätte sie ihre Periode bekommen sollen, sie kam aber nicht. Sie machte einen weiteren Test und dieser war positiv.

»Ich war so aufgeregt. Ich machte den Test gegen 5:00 Uhr morgens, dachte aber, es sei zu früh, um meinen Mann zu wecken. Ich habe nur auf den Stab gestarrt, ich konnte es kaum glauben. Schließlich weckte ich ihn um 6:30 Uhr und zeigte ihm das Ergebnis.« Ihr Mann war glücklich, hielt sie aber an, sich wegen der Vorgeschichte noch nicht so sehr zu freuen. Kyung machte einen Termin bei ihrem Gynäkologen, der bestätigte, dass sie schwanger war.

»Wir haben die anstehende Ultraschalluntersuchung in der

siebten Schwangerschaftswoche für Heiligabend geplant«, sagte Kyung. »Wir waren so nervös, weil wir wussten, dass wir danach entweder ein tolles Weihnachtsfest haben würden oder ein völlig vermiestes. Zum Glück haben wir den Herzschlag gehört! Wir weinten beide. Es war das beste Weihnachtsgeschenk aller Zeiten. Der Arzt erklärte mir, dass ich wegen der Endometriose und der Fehlgeburt immer noch ein hohes Risiko hätte, das Baby zu verlieren. Ich durfte in den ersten drei Monaten keinen Sport machen. Aber danach sah alles gut aus.« Kyungs Baby wurde im Juli 2015 gesund geboren und wog knappe vier Kilogramm. Es gab keine Komplikationen, und Kyung und ihr Mann sind sehr glückliche Eltern.

Sie haben auch bereits Nicole, die Psychologin, kennengelernt. Bei Nicole wurde mit Mitte 20 während einer Laparoskopie-Untersuchung eine Endometriose diagnostiziert. Die Krankheit hatte zu einer erheblichen Blockade in ihrem rechten Harnleiter geführt und ihre Nierenfunktion eingeschränkt. Die Ärzte führten einen Stent in den Harnleiter ein, um ihn zu öffnen, und sie verödeten auch einen Teil der Endometrioseherde mit einem Laser. Nach der Operation wurde Nicole gesagt, dass sie »so gut wie neu sei«. Aber sie war es nicht.

Sie erinnern sich vielleicht, dass Nicole nach ihrer Diagnose sechs Jahre lang die Pille nahm. Das linderte zwar etwas die Schmerzen, aber die Endometriose wuchs weiter. In diesen sechs Jahren musste sie etwa alle sechs Monate den Stent in ihrem Harnleiter auswechseln lassen, um eine Infektion zu vermeiden. Sie unterzog sich auch vier Laseroperationen.

Als Nicole die Pille absetzte, weil sie und ihr Mann ein Baby haben wollten, nahmen die Beschwerden schlimme Ausmaße an. Sie wurde schließlich schwanger, hatte aber eine Fehlgeburt. Ein Jahr später wurde sie erneut schwanger und brachte diesmal ein gesundes Mädchen zur Welt. Das waren die wunderbaren Neuigkeiten. Aber es gab eine schlechte Nachricht. Während ihrer Schwangerschaft konnte man ihr keinen neuen Stent in den Harnleiter einsetzen. Ihre Nierenfunktion verringerte sich dadurch auf zwölf Prozent.

»Mir wurden eine Nephrektomie (operative Entfernung der Niere) und eine Hysterektomie empfohlen«, sagte Nicole. Aber mit diesem Rat hatte sie ein großes Problem, denn »mein Mann und ich wollten ein weiteres Kind«.

Sie versuchten es kurz nach der Geburt ihrer Tochter, und nachdem Nicole die Nephrektomie und die Hysterektomie abgelehnt hatte, quälte sie sich 18 Monate lang:

> »Nach und nach entwickelte ich neue Symptome, die ich meinem Fruchtbarkeitsspezialisten mitteilte. Ich entwickelte Taubheitsgefühle in einem Bein, begleitet von schmerzhaften Krämpfen. Der Spezialist war der Meinung, ich hätte »etwas Schweres gehoben«, und er verwies mich an meinen Hausarzt und an einen Neurologen. Ich recherchierte die Symptome selbst und stellte fest, dass sie mit meiner Endometriose in Verbindung stehen konnten, da der Schmerz mit dem Einsetzen der Regelblutung begonnen und mit ihrem Abklingen auch aufgehört hatte. Aber niemand hörte mir zu. Mein Hausarzt verordnete muskelentspannende Mittel und Schmerztabletten. Der Schmerz und die Taubheit nahmen ab; auf ihrem Höhepunkt konnte ich kaum laufen, geschweige denn zur Arbeit fahren oder arbeiten. Ich konnte nicht wirklich schlafen und reduzierte meine Arbeitstage wegen der Krankheit. Ich hatte auch häufige Stuhlgänge, die im Laufe der Zeit sehr schmerzhaft wurden. Ich kehrte zu meinem Fertilitätsspezialisten zurück, und er verwies mich an einen Gastroente-

> rologen, weil er dachte, ich könne eine »Darmerkrankung« haben. Ich verwies weiterhin auf meine Endometriose, aber man hörte mir nicht zu und sah sich die Artikel über neue Forschungsergebnisse nicht an, die ich mitbrachte.«

Nach diesen 18 Monaten, in denen sie auch nicht schwanger wurde, verschlimmerten sich ihre Symptome.

»Die Schmerzen ließen nach meinem Menstruationszyklus nicht mehr nach, wie sonst. Sie hielten den ganzen Monat an«, sagte Nicole. »Ich begann wieder die Pille zu nehmen und setzte mich mit meinen Ärzten in Verbindung, die mich zu CT- und MRT-Untersuchungen schickten. Alle Testergebnisse waren negativ. Mir wurden Schmerzmittel verschrieben, weil ich schon beim Essen starke Beschwerden hatte. Die Endometriose hatte sich auch auf meinem Dickdarm ausgebreitet. Aber wenn ich nicht aß, hatte ich das Gefühl, ich kippe um. Ich habe in ein paar Monaten neun Kilo abgenommen.« Es war in dieser Zeit, dass sie sich selbst in die Notaufnahme fuhr, wo der Gastroenterologe ihr sagte, Antidepressiva könnten hilfreich sein.

Nicole nahm die Sache selbst in die Hand und suchte nach einem Spezialisten für Endometriose. Ende Herbst 2010 stieß sie auf meine Praxis. »Dr. Seckin sagte, das seien alles Komplikationen aufgrund der Endometriose«, erzählte Nicole. »Die Erkrankung war im Stadium IV. Sie verursachte Nervenprobleme in meinem Bein, hatte auf meinem Enddarm und an meiner Beckenwand gewuchert, und ich hatte sowohl Myome als auch eine Hernie (Eingeweidebruch). Dr. Seckin erklärte, es müsse sowohl eine Harnleiter- als auch eine Darmresektion vorgenommen werden.«

Die Operation dauerte acht Stunden. Trotz des schrecklichen Zustands, in dem Nicole sich befand, konnte ich glücklicherweise die Endometrioseherde herausschneiden, ohne Organe zu entfernen. Das war im Februar 2011. Im März ging Nicole wieder zur Arbeit, im April wurde ihr ein weiterer Stent in den Harnleiter eingesetzt und im Juni begann sie mit den Vorbereitungen für eine In-vitro-Fertilisation. Und die beste Nachricht von allen? »Im Juli war ich schwanger«, erzählte Nicole. Anfang 2012 brachte sie ihre zweite gesunde Tochter zur Welt.

Ich bin froh, sagen zu können, dass ich oft positive Fälle wie die von Kyung und Nicole erlebe – wie es viele andere Chirurgen, die Exzisionen durchführen, auch tun. So wie Endometriose zu Unfruchtbarkeit führen kann, kann das Entfernen des erkrankten Gewebes den umgekehrten Effekt haben, je nachdem, wie schwerwiegend der Fall ist. Einige meiner Patientinnen, die die Hoffnung aufgegeben hatten, jemals Kinder zu bekommen, sind heute Mütter. Aus diesem Grund ist diese Art der Operation so effektiv – und nicht die Laseroperation. Deshalb sollten auch Fortpflanzungsorgane, auf denen Endometrioseherde wachsen, nur als allerletzter Ausweg entfernt werden und nicht aus Gründen der Bequemlichkeit des Chirurgen oder wegen seines Mangels an Wissen darüber, was der Patientin tatsächlich fehlt.

35
Laser- und Hochfrequenzchirurgie

Wie ich in Laurens Geschichte im ersten Kapitel dieses Buches bereits festgehalten habe, beziehe ich mich, wenn ich von Laseroperationen spreche, auf das »Veröden« oder »Verbrennen« mittels einer hochenergetischen Wärmequelle. Sie haben mehrere meiner Patientinnen kennengelernt, bei denen diese Art von Operation von früheren Ärzten durchgeführt wurde, was zu zahlreichen Komplikationen und noch größeren Schmerzen geführt hat. Dies bedeutet nicht, dass ein Laser während der Operation zur Behandlung von Endometriose nicht effektiv verwendet werden kann. Lassen Sie mich die Vor- und Nachteile erklären. Dies wird ein wenig technisch, aber ich werde versuchen, es in einer einfachen Terminologie darzulegen. Mein Ziel ist es, Sie aufzuklären, falls Ihr Arzt eine Laseroperation zur Behandlung Ihrer Endometriose vorschlägt.

Chirurgen verwenden zwei Arten von elektrischem Strom: Koagulationsstrom und Schneidstrom. Der Koagulationsstrom ist ein Hochspannungsstrom und sollte nicht verwendet werden, um Endometrioseherde zu veröden. Er ist schwer zu kontrollieren und es fehlt ihm an Präzision. Er verbrennt die Läsion an der Oberfläche (siehe die bereits ausgeführte Eisberg-Analogie) und ein wenig von dem umliegenden Gewebe, wodurch die Krankheit beschleunigt wird. Und was resultiert daraus? Die Endometriose verursacht Schmerzen aufgrund der Narbenbildung. Narben verziehen das Gewebe, sie verhärten und verdicken es. Wenn ein Chirurg die Endometriose mit einem Hochfrequenzlaser verbrennt, haftet das behandelte Gewebe stärker an dem darunterliegenden. Das Ergebnis ist ein Entzündungsherd über der durch Endometriose verursachten Entzündung, also zwei Entzündungsschichten. Das ohnehin verhärtete Gewebe spannt noch mehr und ist noch knotiger, und die darunterliegende Endometriose (der Kern der Krankheit) wird noch tiefer vergraben. Die Verödung der Läsionen führt in den meisten Fällen zu noch mehr Schmerzen. Unmittelbar nach der Operation scheint zunächst alles gut zu sein (wie man bei Lauren sieht, ist dies aber nicht immer der Fall), aber langfristig werden sich die Symptome verschlimmern und stärker sein als vor der Operation. Wenn die Patientin irgendwann doch eine Exzision hat, ist diese wegen der Schäden, die durch die Laserchirurgie entstanden sind, schwieriger.

Eins ist sicher, eine Koagulation, also eine elektrische Blutstillung mit einem bipolaren Schneidstrom, kann während der Operation durchaus eingesetzt werden. Dies ist eine übliche und akzeptable Verwendung, die ich ebenfalls durchführe. Aber das ist etwas ganz anderes, als mithilfe des Koagulationsstroms die Endometriose entfernen zu wollen.

Wenn eine Exzision für Sie erst mal nicht infrage kommt und Sie zwischen einer Laseroperation oder einer der alternativen Methoden entscheiden müssen, würde ich immer eine Alternativtherapie wählen. Meiner Meinung nach ist der Einsatz eines Hochfrequenzlasers nichts anderes als ein bequemes Werkzeug, das oberflächlich Lichtenergie versprüht und die Farbe des Endometriose-Gewebes verändert. Es ist wie eine Videospielwaffe, die Ärzten die Lizenz gibt, wahllos die Spitzen der Eisberge abzuschießen. Es tötet gutes Gewebe um diese Spitzen herum ab und erzeugt Narbengewebe. Es löst vorübergehend ein Problem, schafft aber andere. Ich würde sagen, sechs von zehn Patientinnen, die zu mir kommen, haben sich mindestens ein- oder zweimal einer Hochfrequenzoperation unterzogen. Jessica, eine Patientin, die ich Ihnen in den Kapiteln zu Neuropathie und Menopause vorgestellt habe, hatte so viele Laseroperationen, dass sie sich nicht an die genaue Anzahl erinnern kann.

»Als ich 21 war, wurde bei mir eine Endometriose diagnostiziert. Die Ärztin sagte, sie sei überall«, erzählte Jessica. »Sie hat die Herde verödet, aber ich musste Jahr für Jahr eine weitere Operation vornehmen lassen. In den zwölf Jahren, in denen ich zu ihr ging, hatte ich wahrscheinlich acht oder neun Laseroperationen. Sie erzählte mir schließlich, dass ich jemanden brauche, der mehr Erfahrung habe, da die Läsionen jedes Mal so schnell nachwuchsen. Sie sagte, sie habe einen Freund in New York, es war Dr. Seckin.« Ich musste in 15 Monaten zwei Operationen an Jessica durchführen, weil die Endometriose und die Narben bei den Laseroperationen so gravierend waren. Heute kann sie ein normales, relativ schmerzfreies Leben führen.

Laura, die Patientin mit der Eileiterschwangerschaft, erlebte in etwa zehn Jahren sechs Laser-OPs, bevor ich sie so operierte, wie es gleich beim ersten Mal hätte erfolgen müssen:

> »Jedes Jahr aufs Neue bin ich hingegangen und sie haben meine Läsionen verödet. In den ersten drei oder vier Monaten nach der OP war erst mal alles in Ordnung. Danach ging es aber wieder los und nach einem Jahr waren die Beschwerden wieder voll da. Leider war die Laseroperation das Einzige, was wenigstens ein bisschen geholfen hat. Ich habe nicht wirklich über die Dynamik der Operation nachgedacht und darüber, dass häufige Eingriffe für den Körper nicht gut sind. Und ich wusste nichts über die Auswirkungen von Laseroperationen. Es lief ab wie ein Uhrwerk. Ich konnte jede OP ein Jahr im Voraus planen. Der durchführende Arzt war gut in dem, was er tat, und er hatte die besten Absichten, aber er wusste nicht genug über die Krankheit. Dennoch galt er als einer der besten Experten in New Jersey. Das zeigt, wie wenig die Menschen über Endometriose wissen. Wenn ich eine

> Frau mit Endometriose sagen höre, dass sie operiert wurde, aber immer noch nicht gesund ist, sage ich: ›Lass mich raten, du hattest eine Laseroperation.‹ Und es stimmt jedes Mal.«

Im Gegensatz zu Techniken, bei denen ein Elektrokauter verwendet wird, hat der Schneidstrom eine niedrige Spannung und kann wie der CO^2-Laser Läsionen effektiv ausschneiden. Die erzeugte Wärme wirkt sich nur auf die wasserhaltigen Zellen aus, die der Chirurg sieht, und nicht auf das normale Gewebe, das tiefer liegt. Denken Sie daran, dass es verschiedene Arten von Laser gibt, die vermieden werden sollten. Einige Begriffe, die in diesem Kontext fallen, sind Argon-, KTP- und YAG-Laser. Nur die CO^2-Laserchirurgie ist präzise – so präzise, dass Wasser in den Zellen mit einem minimalen thermischen Effekt der Umgebung verdampft. Der CO^2-Laser ist ein hervorragendes Instrument und kann, wenn er an der Verbindungsstelle zwischen erkranktem und normalem Gewebe verwendet wird, zu einer präzisen Sektion führen, wie bei der Verwendung von Fünf-Millimeter-Scheren (»cold scissors«). Er hinterlässt jedoch verbranntes Gewebe und ist, was noch wichtiger ist, nicht immer sicher bei Operationen am Enddarm, Harnleiter oder an großen Blutgefäßen. Für mich geht nichts über die Scheren, aber der CO^2-Laser ist eine Option.

Was Sie sich merken sollten: Wenn Ihr Arzt nicht sagt, dass er Sie mit einem Schneidstrom- oder CO^2-Laser operiert, sollten Sie sich von Laseroperationen fernhalten. Die meisten Chirurgen, die von einer Laseroperation zur Behandlung Ihrer Endometriose sprechen, meinen damit die Verödungsmethode. Verstehen Sie mich nicht falsch: Es gibt sehr gut ausgebildete Chirurgen, die diese Methode anwenden (Lauras Arzt galt als einer der besten in New Jersey), aber es spielt keine Rolle, wie geschickt dieser Chirurg ist. Dies ist nicht die richtige Methode. Man kann keine Entzündung mit einer Verödung loswerden, die selbst eine Infektion bewirkt. Es muss eine Technik angewandt werden, die keine Entzündung fördert. Siehe auch die Abbildungen Nummer 13 und 14 im Bildteil ab Seite143.

Wenn ich mir Gewebe anschaue, das durch Laseroperationen verbrannt wurde, finde ich darin CO^2-Ablagerungen. Beim Operieren fühle ich mich manchmal wie ein Detektiv, der ein Haus betritt, das in Brand gesteckt wurde. Wie können Brandermittler herausfinden, an welcher Stelle das Feuer entstanden ist? Sie sind trainiert. Sie kennen sich aus, und das, was sie finden, ist nie etwas Gutes.

36
Roboterchirurgie

Seit 1975 haben wichtige Pioniere im Bereich der Chirurgie die Methode der minimalinvasiven Eingriffe (in der Vaginal-, hysteroskopischen und laparoskopischen Chirurgie) stark vorangetrieben. Ich begrüße ebenfalls die Entwicklung einer weiteren minimalinvasiven Technik: die robotergestützte Chirurgie. Aber auch sie kann kein echter Ersatz sein für die Exzision, wie ich sie durchführe.

Eine im *Journal for Healthcare Quality* im Jahr 2011 veröffentlichte Studie von Forschern der Johns Hopkins University[17] beschrieb, dass auf den Websites von Krankenhäusern die Vorteile von Roboteroperationen im Allgemeinen überbewertet und die damit verbundenen Risiken ignoriert würden. Das sei wahrscheinlich durch die Beeinflussung der Hersteller geschehen. Die Ergebnisse der Studie deuteten auch darauf hin, dass Kliniken »der Industrie erlaubten, im Namen von Krankenhäusern zu sprechen und unbegründete Behauptungen zu erheben«, und dass ein Interessenkonflikt bestehe, wenn die Werbematerialien der Hersteller auf Krankenhaus-Websites verwendet würden.

Die Studie stellte fest, dass der Einsatz von Robotern zur Durchführung verschiedener gängiger Verfahren von 2007 bis 2011 um 400 Prozent zugenommen habe. Geschätzte 41 Prozent der US-amerikanischen Krankenhaus-Websites warben für Roboteroperationen, und 89 Prozent derjenigen, die dies taten, wiesen auf die klinische Überlegenheit gegenüber den konventionellen Operationen hin. Die Behauptungen der Websites zur Roboterchirurgie gingen jedoch noch viel weiter:

- 85 Prozent gaben an, diese Art der Operation würde weniger Schmerzen verursachen.
- 86 Prozent gaben an, dass die Erholungsphase nach der OP kürzer sei.
- 80 Prozent geben an, dass sie weniger Narben verursachen würde.
- 78 Prozent gaben an, dass es zu einem geringeren Blutverlust komme.
- 32 Prozent gaben an, dass sie Folgen einer Krebserkrankung mildern würde.

Keine der Websites, auf denen Roboteroperationen vorgestellt wurden, erläuterte die potenziellen Risiken.

Die Zeitung *Medical Daily* berichtete im Sommer 2015, dass eine retrospektive Studie der letzten 14 Jahre an der Cornell University ergeben habe, dass »es unter 10 624 Fällen mit unerwünschten Ereignissen zu 144 Todesfällen kam, zu 1391 Verletzungen, und bei 8061 Geräten traten Funktionsstörungen auf«.[18] Die Autoren schlussfolgerten, dass »eine immer noch erhebliche Anzahl technischer Schwierigkeiten und Komplikationen während der (Roboter-)Operationen auftritt«, obwohl die Technik weit verbreitet sei.

Dr. James Breeden, Präsident der gynäkologisch-geburtshilflichen Fachgesellschaft American Congress of Obstetricians and Gynecologists, gab 2013 folgende Erklärung ab: »Auch wenn der Einsatz von Robotern Vorteile bieten kann, haben Studien gezeigt, dass sich bei komplizierten Hysterektomien, insbesondere bei Krebsoperationen, die umfangreiche Operationen und eine Entfernung von Lymphknoten erfordern, der Einsatz dieser teuren Technologie im Ergebnis für die Patientinnen nicht lohnt.« Breeden fuhr fort, dass diese Technik nicht besser sei als die bestehenden und weit weniger kostenintensiven, minimalinvasiven Methoden.[19]

Wenn Chirurgen mit begrenzter laparoskopischer Erfahrung einen Roboter verwenden, kann es den Anschein haben, dass dieser überlegen sei. Das liegt daran, dass sie das Verfahren nicht sehr gut beherrschten, bevor sie eine technische Apparatur einsetzten. Viele Roboterprogramme wurden von gynäkologischen Onkologen initiiert, die die Anatomie des Bauchraums kennen, sich aber nicht gut mit Laparoskopie auskennen. Obwohl sichere Daten fehlten, wurde die robotergestützte Chirurgie rasch in die gynäkologische Praxis übernommen, und sie wird nun häufiger angewandt als die Laparoskopie. Dieses Wachstum entstand durch die Gynäkologen, die im Gegensatz zu Allgemeinchirurgen nicht die richtigen Techniken kennenlernten, um eine kostengünstige Laparoskopie mit wiederverwendbaren Instrumenten durchzuführen.

Ein paar Dinge sind klar. Roboteroperationen erfordern größere Schnitte im Bauchraum als herkömmliche laparoskopische Operationen. Es findet zudem kein Tastvorgang statt, der eine rektovaginale Erkrankung aufdecken kann. Ein Endometriose-Chirurg sollte sich nicht auf einen Roboter verlassen. Es kann zu keinem besseren Ergebnis führen, wenn der Chirurg weit entfernt von der Patientin sitzt, während mehrere große Einschnitte gemacht werden, und wenn die Instrumente zur Blutungskontrolle nicht so schnell gewechselt werden können, wie sie es sollten. Zugegeben, es gibt eine steile Lernkurve für die traditionelle laparoskopische Chirurgie, und die Einführung roboterbasierter laparoskopischer Chirurgie hat den Prozentsatz der Patientinnen erhöht, die sich einem minimalinvasiven Ansatz unterziehen. Roboterchirurgie bietet jedoch keine bessere Ergonomie, höhere Fingerfertigkeit oder verbesserte Visualisierung. Für einen Chirurgen ist das Erlernen dieser Methode nur einfacher.

37
Eine mögliche Verbindung zu Eierstockkrebs

Ich habe bereits erwähnt, dass einer der kritischsten Momente bei der Exzision derjenige ist, in dem ein Pathologe, der eine Gewebeprobe unter dem Mikroskop betrachtet hat, die Diagnose Endometriose bestätigt. Der Pathologe wird auch feststellen, ob es sich um Krebs handelt. Ohne diesen wichtigen Schritt würde Angela, eine Patientin aus Mississippi, wahrscheinlich immer noch nicht wissen, dass sie Krebs hat. Angela erlebte als Teenager zahlreiche Endometriose-Symptome: schmerzhafte Perioden, Killerkrämpfe, starke Blutungen, Müdigkeit und schmerzhafte Stuhlgänge. Als sie 15 war, unterzog sie sich einer CT-Untersuchung, bei der Zysten an ihren Eierstöcken sichtbar wurden. Ihr Arzt sagte ihr, dass sie sich keine Sorgen machen müsse, also tat sie es nicht. Mit den Jahren nahmen ihre Beschwerden jedoch zu.

Als sie Anfang 20 war, suchten Angela und ihr Mann im Internet nach den Symptomen und waren sich sicher, dass sie Endometriose hatte. Sie überzeugte ihre Gynäkologin, eine Laparoskopie durchzuführen. Was 30 Minuten dauern sollte, dauerte drei Stunden. »Sie sagte, es sei der schlimmste Fall von Endometriose, den sie je gesehen hätte«, berichtete Angela. »Sie hat alle Läsionen mit einem Laser verödet, und meine Symptome waren danach nur noch schlimmer. Sie wollte, dass ich Leuprorelin einnahm, aber ich hatte meine Nachforschungen angestellt und wusste, dass dies nicht der richtige Weg war.«

Angela rief mehrere Endometriose-Chirurgen im ganzen Land an, von Kalifornien bis New York, und wählte schließlich mich aus. Fünf Monate nach dem Lasereingriff habe ich sie fünf Stunden lang operiert und dabei auch eine Darmresektion durchgeführt. Wie immer nach einer Operation schickte ich ihre Gewebeproben an die Pathologie. Und das Ergebnis war für uns beide schockierend: Angela hatte einen durch die Endometriose verursachten Eierstockkrebs. Veränderungen, die durch den Krebs entstehen, treten am Zellkern auf und können nur unter dem Mikroskop diagnostiziert werden. Ich schickte Gewebeproben für eine zweite Meinung raus, und der Krebs wurde bestätigt. Es war ein ungewöhnlich langsam wachsender Krebs. »Das CT-Bild zeigte, dass die Krebstumore an meinen Eierstöcken perfekt mit den Zysten übereinstimmten, die man schon sah, als ich 15 war. Und über die die Ärztin gesagt hatte, sie seien kein Grund zur Sorge«, erzählte Angela. »Mit anderen Worten war der Krebs schon da, als ich 15 war.«

Der zweite Pathologe, der den Krebs bestätigte, ein gynäkologischer Onkologe, führte drei Monate nach meiner Operation eine Hysterektomie und eine Blinddarm-OP an Angela durch. Der Krebs wurde durch Östrogen gespeist, sodass Angela nach dem Eingriff ein Mittel verabreicht wurde, das alles Östrogen und Progesteron aus ihrem Körper eliminieren sollte. Sie nimmt das Medikament heute noch ein, hat regelmäßige CT- und Blutuntersuchungen und es geht ihr gut, der Krebs ist nicht wiedergekehrt.

Jeder Arzt, der diese Form der Operation durchführt und einem Pathologen Proben schickt, hätte diesen Krebs entdeckt, aber nur wenige Chirurgen unternehmen diese Schritte. Angelas Frauenärztin hatte einfach die Oberfläche des erkrankten Gewebes verödet und sowohl die Ausdehnung der Krankheit auf den Darm als auch den Eierstockkrebs nicht erkannt. Angela hatte weiterhin starke Beschwerden gehabt, weil die Krankheit, die sich in ihrem Darm befunden hatte, nie diagnostiziert worden war. Ihr Eierstockkrebs auch nicht. Wie ich bereits erwähnt habe, deutet eine schwedische Studie[20] darauf hin, dass Patientinnen mit Endometriose, die operiert wurden, weniger häufig Eierstockkrebs entwickelten. Diese Informationen stellen die Rolle der Endometriose in den Mittelpunkt der Kontroversen um den Eierstockkrebs, die tödlichste Frauenkrankheit. Deshalb empfehle ich in meiner Praxis Patientinnen mit Endometriose dringend, ihre Eierstöcke nach den Wechseljahren entfernen zu lassen, wenn in ihrer Familie Eierstockkrebs vorkommt. Ich habe lange geglaubt, dass Endometriose Eierstockkrebs verursachen kann. Ich sehe den Krebs nicht jeden Tag. Wahrscheinlich hat eine von 500 Operationen, die ich durchgeführt habe, zu einer Krebsdiagnose geführt. Die American Cancer Society schätzte jedoch, dass 2015 mehr als 21 000 neue Fälle von Eierstockkrebs diagnostiziert werden und über 14 000 Frauen in den USA an der Krankheit sterben würden.[21] Wenn man diese Zahlen mit den jährlich nicht oder falsch diagnostizierten Fällen von Endometriose in Verbindung setzt, schließt man daraus, dass ein eindeutiger Zusammenhang zwischen Endometriose und Eierstockkrebs besteht.

UNTERSTÜTZUNG: HEUTE UND IN ZUKUNFT

38
Aufklärung durch eine Endometriose-Stiftung

Die Stiftung Endometriosis Foundation of America (EFA) ist eine Organisation, die sich für die Förderung der öffentlichen Gesundheit einsetzt und auf vier Säulen basiert: Aufklärung, Bildung, Forschung und wirksame Intervention. Ich gründete sie mit der Unterstützung einiger Patientinnen. 2009 wurde sie einer breiteren Öffentlichkeit bekannt, als sich mir Padma Lakshmi als Mitbegründerin anschloss. Meine Vision für die EFA war es, über das Thema Endometriose ähnlich aufzuklären, wie es die frühere First Lady Betty Ford zum Thema Brustkrebs getan hatte. Bevor Mrs. Ford ihn thematisierte, war Brustkrebs tabu gewesen. Die relative Fünf-Jahres-Überlebensrate für Brustkrebspatientinnen in den Vereinigten Staaten hat sich von 75 Prozent Mitte der 70er-Jahre auf 90 Prozent verbessert,[22] und das dank Aufklärung, früher Diagnosestellung und verbesserter Behandlungsmethoden. Padma erkannte, dass sie, indem sie ihren Kampf gegen die Endometriose mit der Öffentlichkeit teilte, Millionen Frauen auf der ganzen Welt helfen konnte, und sie zögerte nicht, sich meiner Stiftung anzuschließen. Jedes Jahr im März oder April veranstaltet die EFA eine Wochenendkonferenz zum Thema Endometriose, um medizinische Kräfte wie Ärzte, Forscher, andere Experten sowie Medizinstudenten fortzubilden. Diese Konferenz zieht mehr Teilnehmer aus der ganzen Welt an als jede andere Endometriose-Konferenz in den USA. Unsere Diskussionsthemen umfassen die neuesten Techniken und Technologien in der Chirurgie, Diagnoseverfahren, Ernährung und ganzheitliche Methoden, Forschung und Politik.

Wir besprechen neue Aspekte der Endometriose-Forschung,

um die medizinischen Kräfte auf den neuesten Stand zu bringen. Aber es ist nicht nur eine Konferenz für Mediziner – sie richtet sich auch an Sie. Da die Konferenz die wichtigsten Endometriose-Spezialisten aus der ganzen Welt versammelt, laden wir die Öffentlichkeit ein und lassen ihre Fragen am dritten Tag, dem »Awareness Day«, beantworten. Diese kostenlose Veranstaltung richtet sich an Frauen, die unter der Krankheit leiden, oder an Personen, die eine betroffene Frau kennen. Experten berichten über Themen wie Erkrankungen nach der Menopause, Fruchtbarkeit und Schwangerschaft, Auswirkungen auf die Lebensqualität und die Vererbung von Krankheiten. Der »Awareness Day« zog im Jahr 2015 rund 150 Menschen an, so viele wie noch nie. Das Konferenzwochenende endet mit unserer jährlichen Fundraising-Gala, dem Blossom Ball, an dem zahlreiche Prominente aus der Popkultur teilnehmen, die die Bemühungen der EFA unterstützen. Während der restlichen Zeit des Jahres setzt sich die EFA für die Aufklärung der Öffentlichkeit ein, indem sie Informationsbroschüren verteilt, Plakate anbringt und Schulen besucht, um Schüler mittels unseres schnell wachsenden und sehr erfolgreichen ENPOWR-Projekts zu schulen, um das es im nächsten Kapitel geht. In den folgenden Kapiteln erfahren Sie auch, wie zukünftige Ärzte am besten ausgebildet werden und wie wichtig es ist, den Schwerpunkt auf die Forschung zu legen. Wir tun das alles in der Hoffnung, dass es eines Tages eine dauerhafte Heilung für diese Erkrankung geben wird. Wegen der teilnehmenden Prominenten erhält der Blossom Ball viel Aufmerksamkeit. Es ist ein äußerst wichtiges Ereignis, denn das Geld, das wir da einnehmen, finanziert unsere Bildungsbemühungen. Und wir wollen, dass die öffentliche Aufmerksamkeit sich auf diese Bemühungen konzentriert. Im Rahmen unserer Bildungsinitiative besuchen wir Schulen, Unternehmen, Gemeinschaftsorganisationen usw., um Schüler, Angestellte und Ehrenamtliche über Endometriose zu informieren. Jede Woche nehmen wir in unserem Büro Anrufe entgegen und beantworten E-Mails mit Fragen zur Krankheit. Wenn das Bewusstsein für Endometriose so weit fortgeschritten ist, wie es sein sollte, also in etwa so wie beim Thema Brustkrebs, wird dies auf die Anstrengungen dieser engagierten Menschen zurückzuführen sein. Die EFA ist da, um Ihnen zu helfen, aber sie braucht Sie auch, damit Sie Ihr Anliegen verkünden. Wir sind schon seit sechs Jahren dabei und machen sehr gute Fortschritte. Bitte helfen Sie uns, damit es so weitergeht.

39
Die junge Generation stärken

Der beste Weg der Aufklärung ist Mundpropaganda. Es kann ein wenig dauern, bis sich die Eigendynamik entwickelt, aber wenn die Botschaft wichtig und wirkungsvoll ist, werden die Menschen darüber sprechen und es entsteht ein Schneeballsystem, das immer größer wird. Das geschieht gerade mit dem ENPOWR-Projekt der EFA. ENPOWR ist eine Aufklärungskampagne und die Abkürzung steht für ENdometriosis: Promoting Outreach and Wide Recognition. Sie wurde 2013 als Teil der Kampagne zur Gesundheitsaufklärung bei Jugendlichen im Bundesstaat New York gestartet. Es ist das einzige schul- und gemeinschaftsbasierte Endometriose-Bildungsprojekt seiner Art in den Vereinigten Staaten. Wir besuchen Schulen, Sommerlager, Gemeinschaftsprogramme – wo immer es nötig ist – und halten einen interaktiven Vortrag, in dem erklärt wird, was Endometriose ist, wie man die Symptome früh erkennt und wie die Krankheit behandelt werden kann. Um eine frühzeitige Diagnose und Intervention zu fördern und die derzeitige durchschnittliche Verzögerung bis zur Diagnosestellung von zehn Jahren zu verbessern, richtet sich ENPOWR an Jugendliche ab 14 Jahren. Im Rahmen des Programms bilden wir auch Krankenschwestern, Lehrer, Verwalter und Eltern aus. Wir wollen jeden erreichen, der mehr über Endometriose erfahren möchte und seinerseits über sie spricht. Jeffrey D. Klein, Senator des Staates New York, hat das Projekt in den letzten drei Jahren jedes Jahr mit einer staatlichen Förderung ausgestattet.

Bis Ende 2015 hatte das ENPOWR-Projekt durch 443 Präsentationen in New York, Long Island, Westchester, Binghamton, Ithaca, Rochester, Albany und Syracuse mehr als 10 400 männliche und weibliche Jugendliche aufgeklärt. Wir haben vier Vollzeitmitarbeiter, die sich der Umsetzung der Initiative widmen, Teilzeit-Gesundheitserzieher sowie mehrere Ehrenamtliche und Praktikanten, die zum Erfolg des Programms beitragen. Schon in der Pilotphase hat ENPOWR unsere Erwartungen übertroffen. Während wir fortfahren, bewährte Verfahren zu lernen und umzusetzen, entwickeln wir jetzt ein Modell, mit dem ENPOWR Jugendliche im ganzen Land erreichen kann. Dies ist kein Kurs in Sexualkunde. Es werden Schulungen zum Thema Fortpflanzungsgesundheit durchgeführt, ausführlich erläutert werden normale wie unnormale Symptome in Bezug auf Schmerzen und Menstruation und wie man die eigene Gesundheit beobachtet und sich für sie einsetzt. Die Präsentationen sind für ein gemischtes Publikum konzipiert. Tatsächlich stellen wir oft fest, dass die Fragen, die uns am meisten herausfordern, von Jungen kommen, die erlebt haben, wie sich ihre Mütter mit großen Schmerzen und schrecklichen Krämpfen geplagt haben. Diese Kinder sind interessiert. Wenn man sie mit Wissen versorgt, werden sie diese Informationen aufsaugen und sich um positive Veränderungen bemühen. Der Vortrag kann für viele der Mädchen im Publikum lebensverändernd sein. Ein 16-jähriges Mädchen schrieb uns danach: »Ich habe erfahren, dass ich vielleicht an der Krankheit leide und dass meine langen Perioden und schweren Krämpfe nicht normal sind. Ich sollte deswegen nicht aus der Schule fernbleiben müssen.« Ein Lehrer an einer Schule in Upper Manhattan sagte uns nach unserer Präsentation Folgendes: »Als ich die Schule verließ, kam eine Schülerin auf mich zu und sagte mir, ihr Arzt habe ihr gesagt, ihre Beschwerden seien normal und dass sie ihnen entwachsen würde. Aber jetzt sei sie sich sicher, dass sie einen Spezialisten konsultieren sollte. Sie wolle auf ihren Körper hören und die Kontrolle übernehmen.« Und dann gab es eine äußerst erfreuliche Bemerkung von einer Lehrerin an einem Gymnasium in Albany,

New York: »Eine unserer Schülerinnen hätte ihren Abschluss nicht machen können, weil sie zu viele Fehltage gehabt hatte. Nachdem sie Ihren Vortrag gehört hatte, wurde bei ihr eine Endometriose diagnostiziert. Dadurch waren ihre Abwesenheiten entschuldigt, und sie wird im Juni rechtzeitig ihren Abschluss machen!«

Die aussagekräftigsten Daten, die wir bei unseren Vorträgen erhalten, stammen aus Fragebögen, die jede Zuhörerin und jeder Zuhörer vor und nach dem Vortrag ausfüllen soll. Darin stehen mehrere Fragen zur Endometriose, einschließlich zu den Symptomen, der Diagnose, dem Beginn der Erkrankung und zu Behandlungsmöglichkeiten. Insgesamt wurden bis Anfang 2015 im »Vortest« durchschnittlich 30,7 Prozent der Fragen richtig beantwortet. Im Test nach dem Vortrag waren 90,7 Prozent der Fragen richtig beantwortet. Diese Statistik zeigt, wie wenig die meisten jungen Menschen über die Krankheit wissen, aber wie gut sie sie verstehen, wenn sie Informationen erhalten haben. Am Ende des Vortrags ermutigen wir das Publikum, das, was sie über Endometriose gelernt haben, mit Familie und Freunden zu teilen. Von den zahlreichen wichtigen Fakten und Zahlen, die man sich im Zusammenhang mit dieser Krankheit merken sollte, ist wahrscheinlich die Tatsache die wichtigste, dass die meisten erkrankten Frauen erst nach einem Jahrzehnt diagnostiziert werden. Deshalb ist es so entscheidend, diese Frauen zu erreichen, wenn sie noch Kinder beziehungsweise Jugendliche sind. Je mehr sie wissen, desto größer ist die Chance, dass die Krankheit frühzeitig erkannt wird, was große Auswirkungen auf ihr Leben hat – in Bezug auf Gesundheit, Beziehungen, Ausbildung und spätere Arbeit, Fruchtbarkeit und allgemeine Zufriedenheit.

40
Die Ausbildung der Ärzte

Ich hatte ursprünglich geplant, ein Buch zu schreiben, das sich mit der Wissenschaft rund um die Endometriose befasste und das wäre wahrscheinlich vor allem für Ärzte und zukünftige Ärzte interessant gewesen. Eines Tages werde ich auch ein solches Buch schreiben. Nach Gesprächen mit Kollegen und vielen Patientinnen, die dieses Projekt unterstützen, wurde mir klar, dass der beste Weg, die Öffentlichkeit stärker für die Krankheit zu sensibilisieren, darin besteht, zuerst die Frauen zu erreichen, die sie haben oder denken, sie könnten sie haben. Zu den Ärzten durchzukommen ist nicht einfach. Einige sind offen für neue Ideen und für das Erlernen neuer Techniken. Andere rühmen sich mit der Einstellung, sie hätten eine lange medizinische Ausbildung hinter sich und lange genug geübt, um sich alles, was von Relevanz ist, angeeignet zu haben. Da viele Ärzte denken, sie wissen alles, haben fast alle Frauen, die ihre Geschichten in diesem Buch mit Ihnen geteilt haben, eine falsche Diagnose erhalten, wurden wegen einer Erkrankung behandelt, die sie nicht hatten, oder sie bekamen sogar zu hören, ihr Schmerz sei eingebildet.

Unsere Stiftung verteilt regelmäßig Literatur an Arztpraxen und Kliniken. Ich reise durch die Vereinigten Staaten und ins Ausland, halte Vorträge und unterrichte Endometriose-Chirurgie. Wir senden Informationen über die besten Behandlungsmethoden der Krankheit per E-Mail an Gynäkologen. Wir hoffen, dass unsere Bemühungen fruchten. Aber eine der besten Möglichkeiten, andere praktizierende Mediziner zu erreichen, sind Sie. Es ist eine Herausforderung, die Aufmerksamkeit eines Arztes zu bekommen und zu halten. Ich weiß das, weil ich einer von ihnen bin. Aus den Berichten der betroffenen Frauen in diesem Buch wissen Sie, dass manche Ärzte ihren Patientinnen nicht einmal zuhören, da sie den ganzen Tag über eine Patientin nach der nächsten sehen. Aber bitte versuchen Sie, zu Ihrem Arzt durchzudringen.

Nutzen Sie dieses Buch nicht nur, um zu erfahren, was in Ihrem Körper passiert, unterrichten Sie Ihren Gynäkologen von Ihrem neu erworbenen Wissen und setzen Sie sich für Ihre Gesundheit ein. Sie können Ihre Chancen erhöhen, die Behandlung zu erhalten, die Sie verdienen, während Sie möglicherweise auch der nächsten Patientin helfen, die mit Killerkrämpfen, Müdigkeit, Beinschmerzen oder anderen Symptomen der Endometriose in die Praxis kommt.

Hunderte Menschen aus Gesundheitsberufen haben in den letzten fünf Jahren an unseren medizinischen Konferenzen teilgenommen – Ärzte, Doktoranden, Forscher und Auszubildende. Bei jeder Konferenz sprechen wir über die neuen Techniken, debattieren über die Krankheit und vergeben ein Stipendium. Unsere medizinischen Konferenzthemen waren: »Von Stammzellen zu radikaler Exzisionschirurgie« (2010), »Lassen Sie uns über Sex und Endometriose sprechen … im Ernst!« (2011), »Die Wurzeln und die nächste Generation« (2012), »Die amerikanische Perspektive« (2013), »Politik, Ethik und Kontroversen« (2014) und »Endometriose heilen« (2015). Aber wir müssen noch viel tiefer gehen. Wussten Sie, dass die meisten medizinischen Fakultäten Endometriose nicht in ihrem Lehrplan haben?

Denken Sie darüber nach. Eine Krankheit, die bei Frauen dazu führt, dass sie jeden Tag schreckliche Schmerzen haben, die ihr Leben stark beeinträchtigen, wird nicht an medizinischen Fakultäten behandelt? Ich arbeite hart daran, Ärzte und die Öffentlichkeit darüber zu informieren, wie wichtig es ist, die operative Exzision als Goldstandard für die Behandlung dieser Krankheit anzuerkennen. Dennoch haben viele Menschen noch nie das Wort »Endometriose«

gehört. Das muss sich ändern, und ich tue alles, was ich kann, wenn ich mit Gesetzgebern und Pädagogen zusammenarbeite, damit das Thema in die Lehrpläne der medizinischen Schulen aufgenommen wird. Ein Arzt kann keine (richtige) Diagnose stellen, wenn er die Symptome nicht richtig deuten kann. Bei schätzungsweise 176 Millionen Frauen, die weltweit von der Krankheit betroffen sind, sollte jede Person, die ein Medizinstudium abschließt, wissen, was Endometriose ist, wie man sie früh erkennt, inwieweit sie mit anderen Problemen verwechselt und wie sie richtig behandelt wird.

Wenn Sie der medizinische Bereich interessiert, ist dies der Zeitpunkt, ernsthafte und notwendige Veränderungen umzusetzen. Wir brauchen qualifizierte Ärzte, die bereit sind, die Krankheit zu diagnostizieren und zu behandeln. Wenn Sie Medizin studieren, erinnern Sie sich an die Geschichten, die meine Patientinnen erzählt haben: Die von ihnen aufgesuchten Ärzte wussten weder, worunter die jeweilige Frau litt oder wie sie richtig behandelt werden sollte, noch an wen sie ihre Patientin überweisen sollten. Stattdessen sagten sie ihnen, ihre Krankheit sei keine große Sache, sie entfernten Organe, die nicht entfernt werden mussten, oder erklärten die Frauen für verrückt und schickten sie nach Hause. Werden Sie nicht einer dieser Ärzte, sondern einer, der seinen Patientinnen mit Empathie zuhört und ihnen glaubt. Erlangen Sie ein Bewusstsein für diese Krankheit und lernen Sie alles darüber, was Sie können. Je mehr Sie wissen, desto mehr Leben werden Sie retten – selbst wenn Sie dies indirekt tun, indem Sie Patientinnen an einen qualifizierten Spezialisten überweisen, der ihnen helfen kann. Und je mehr Sie wissen, desto mehr vertrauen Ihnen Ihre Patientinnen, was nur gut sein kann.

41
Heilung

Gibt es eine Heilung für Endometriose? Mein Kollege Dr. Reich glaubt es. Endometriose hat er in den 30 Jahren, in denen er sie operativ entfernte, nie als chronische Krankheit angesehen.

»Wenn die Endometriose jeden Monat wiederkommen würde, hätte es keinen Sinn, eine Operation durchzuführen«, sagt er. »Die Endometriose-Zellen sind bei vielen Frauen seit der Geburt vorhanden. Diese Zellen durchlaufen monatlich einen chronischen Entzündungszyklus, beginnend mit der Menstruation. Fibromuskuläres Gewebe lagert sich um die Endometriose-Drüsen und das Bindegewebe herum ab, was zu Schmerzen führt. Bei frühzeitiger Diagnose kann dieses Gewebe bei einem laparoskopischen Eingriff vollständig herausgeschnitten werden. Bei einer späten Diagnose gilt dasselbe, erfordert jedoch eine komplexere Operation. Leider kann diese Art der Operation manchmal eine Darmresektion sowie eine Resektion von Teilen der oberen Vagina, die an den Gebärmutterhals grenzt, beinhalten. Die meisten dieser Fälle können durch eine einfache rektovaginale Untersuchung in der Arztpraxis diagnostiziert werden. Eine MRT-Untersuchung ist selten nötig. Kinderwunschbehandlungen sollten für diese Frauen nach einer laparoskopischen Exzision nicht notwendig sein.«

Im Weiteren führt Dr. Reich aus: »Viele Ängste der Patientinnen beruhen auf der Vorstellung, dass sich die Krankheit immer verschlimmern und erneut auftreten werde und dass das Risiko eines erneuten Auftretens sehr hoch sei. Tatsächlich gibt es keine klinischen Daten, die beweisen, dass die Endometriose eine fortschreitende und/oder wiederkehrende Krankheit ist, und viele erneut auftretenden klinischen Symptome können durch ein unzureichendes Ansprechen auf medizinische Behandlungen und/oder eine unvollständige chirurgische Entfernung der Krankheit erklärt werden.«

Er glaubt, dass ein echtes Wiederauftreten von Endometriose selten ist. In den meisten Fällen geht es der Patientin nach dem chirurgischen Eingriff nicht wesentlich schlechter. »Klinische Rezidive« lassen sich oft durch unvollständige oder unangemessene Behandlungen erklären. Die meisten Rezidive treten in Bereichen auf, die beim ersten chirurgischen Eingriff betroffen waren. Eine Studie der Second-Look-Laparoskopie zeigte, dass die rezidivierende Erkrankung genau dort am häufigsten auftritt, wo das Gewebe einer frühen Endometriose entfernt wurde, was eine unvollständige Exzision oder Ablation der Erkrankung widerspiegelt. Nach der Behandlung der kolorektalen Endometriose werden die meisten wiederholt operierten Patientinnen in derselben Gegend behandelt, was darauf hindeutet, dass ein Teil der Erkrankung aufgrund eines unzureichenden chirurgischen Eingriffs zurückbleibt oder weil einige Organe nicht richtig behandelt wurden, um das Risiko postoperativer Komplikationen zu minimieren.[23] Der Begriff »Heilung« in Bezug auf Endometriose ist kompliziert. Wenn eine Patientin nach einer Exzision ihre Lebensqualität wiedererlangt, keine Schmerzmittel benötigt und in der Lage ist, eines oder mehrere Kinder zu bekommen, kann man dann sagen, dass sie geheilt ist? Oder sollten wir stattdessen sagen, dass sie erfolgreich behandelt wurde? Egal welche Terminologie wir verwenden, das Einzige, was mir wichtig ist, ist, dass Patientinnen nach der Operation so leben können, wie sie es wollen.

Die Endometriose ist wahrscheinlich das am wenigsten erforschte Thema in der Gesundheitsfürsorge von Frauen in den Vereinigten Staaten. Aus diesem Grund ist die EFA maßgeblich daran beteiligt, Forschungen zu erleichtern, die nach der genetischen Komponente der Krankheit suchen. Die EFA hat kleine Studien im Johns Hopkins Hospital finanziert, aber unsere bedeutendste Finanzierung war die für die ROSE-Studie (Research Outsmarts Endometriosis). Dieses Projekt hat in Zusammenarbeit mit dem Lenox Hill Hospital und dem Feinstein-Institut für medizinische Forschung am North Shore-LIJ Health System die erste Endometriose-Gewebebank gegründet. Die ROSE-Studie verfolgt drei Hauptforschungsziele: Entwicklung einer Frühdiagnostik für Endometriose, insbesondere bei Jugendlichen; umfassende Definition der genetischen Komponenten, die der Krankheit zugrunde liegen; Entwicklung neuer Laboranalysen und Mausmodelle für Endometriose, um bisher nicht erforschte Ansätze zur Prävention der Krankheit zu testen. Ein sehr gutes fünfminütiges Video zur ROSE-Studie finden Sie unter: www.endofound.org/rose-study. Im Video heißt es: »Dies ist eine Krankheit, die wir verstehen können. Sie hat in der Grundlagenforschung nicht die Art von anhaltender Aufmerksamkeit erhalten, die viele andere häufige vorkommende Krankheiten bekommen.«

Trotz laufender Forschung und der Tatsache, dass die Krankheit von erfahrenen Chirurgen sehr gut behandelt werden kann, möchte ich sehr klar sein: Wir sind viele Jahre, vielleicht Jahrzehnte, davon entfernt, die genetische Komponente zu finden, die uns zu einer Heilung oder Präventionsmethode führen kann. Schauen Sie sich all die Krankheiten an, an denen wir seit einem halben Jahrhundert oder mehr geforscht haben, für die wir immer noch kein Heilmittel haben. Sobald wir die genetische Komponente der Endometriose identifiziert haben, können wir uns darauf konzentrieren, eine Behandlung ohne Operation zu finden. Alles, was sich lohnt, braucht Zeit.

Natürlich bestehen auch unter Endometriose-Experten Kontroversen über die Krankheitsursache. Antworten, die durch Forschung begründet werden, sind unbedingt notwendig.

42 Selbsthilfegruppen

Kyung, die nach der Operation schwanger wurde, ist eine relativ stille Person, aber sie entwickelte eine laute Stimme, als es darum ging, über Endometriose aufzuklären. Nachdem Kyung und ich einen Termin für ihre Operation festgelegt hatten, lud ich sie zu einer Party ein, die ich für etwa 50 meiner Patientinnen gab, von denen ich einige seit mehr als einem Jahrzehnt kenne. Solche Veranstaltungen sind mir wichtig, um die von mir behandelten Frauen miteinander zu vernetzen, damit sie sich gegenseitig und zukünftige Patientinnen unterstützen können.

Nur wenige Tage vor der Party sollte ich einen Vortrag an der Harvard University halten, aber ein Schneesturm beendete die Reise vorzeitig. Ich beschloss, meine Präsentation auf der Party zu zeigen. »Das hat mich dazu inspiriert, später ein Onlinetagebuch über meinen Kampf gegen die Krankheit zu schreiben«, sagte Kyung.

Einige der anwesenden Frauen und einige ihrer Ehemänner standen tapfer auf und erzählten von ihren Kämpfen gegen die Krankheit. Nachdem einige von ihnen gesprochen hatten, nahm Kyung all ihren Mut zusammen und erzählte ihre Geschichte. »Ich bin schüchtern, vor Menschenmengen zu sprechen, aber ich fühlte mich dazu verpflichtet, meine Geschichte mit ihnen zu teilen«, sagte sie. »Jede Frau in diesem Raum wurde operiert, und ich stand kurz davor. Ich war äußerst nervös und wurde sehr emotional. Aber alle meinten: ›Es wird dir danach gut gehen.‹ Nachdem ich gesprochen hatte, kamen einige von ihnen zu mir und zeigten mir die Narben an ihrem Bauch. Ich hatte noch nie zuvor eine Endometriose-Patientin getroffen, und jetzt begegnete ich all diesen Frauen, die durchgemacht hatten, was ich vor mir hatte. Es war ein gutes Gefühl.«

Es gibt einige Gruppen, die über Endometriose aufklären und diejenigen unterstützen, die an der Krankheit leiden. Endometriosis.org ist eine internationale Selbsthilfegruppe, die ich sehr empfehle. Sie wird von Lone Hummelshoj verwaltet, die eine große Rolle in der Aufklärung und Erforschung der Krankheit gespielt hat. Sie hat auch unermüdlich daran gearbeitet, Gesetzesänderungen im Europäischen Parlament bezüglich der Behandlung von Endometriose durchzusetzen. Debra Bush, die mit dem Management von Endometriose-Unterstützungsgruppen sehr viel Erfahrung hat, leitet eine weitere Selbsthilfegruppe, die sich hauptsächlich mit der Sensibilisierung von Jugendlichen in Neuseeland befasst. Ihre jahrzehntelangen unglaublichen Bemühungen ermutigten mich, mit der EFA ein Highschool-Ausbildungsprogramm zu beginnen.

Eine weitere bemerkenswerte unterstützende Gruppe ist HysterSisters (www.hystersisters.com). Diese Organisation bietet Unterstützung bei Hysterektomie (nicht nur für Endometriose-Patientinnen) von der »Diagnose über die Operation bis zur Genesung und darüber hinaus«. Die Website bietet verschiedene Ressourcen, darunter Artikel und ein Support-Forum. Laut der Website ist die Gruppe spezialisiert auf »präoperative, postoperative, gynäkologische Behandlungsoptionen, chirurgische Eingriffe, Myome, Endometriose, Menopause, hormonelle Belastungen, Beckenbodenprobleme, Krebs, Oophorektomie (Entfernung der Eierstöcke), sexuelle Dysfunktion und eine Begleitung durch die Wochen vor und nach der Hysterektomie«.

Eine andere Gruppe, die ich empfehle, sind die Endo Warriors (www.endowarriorssupport.com). Die Gruppe wurde von drei Endometriose-Patientinnen gegründet und stellt Ressourcen zur Verfügung sowie Onlinediskussionsforen.

Bitte wenden Sie sich an diese Gruppen, wenn Sie daran interessiert sind, einer von ihnen beizutreten, wenn Sie emotionale Unterstützung benötigen oder Fragen haben. Sie helfen Menschen wie Ihnen, und sie sind für viele meiner Patientinnen eine hervorragende Ressource.

43
Den richtigen Arzt finden

Ich habe in diesem Buch betont, dass es bei einer Endometriose sehr wichtig ist, dass Sie den richtigen Spezialisten finden und so bald wie möglich eine korrekte Behandlung erhalten. Den richtigen Arzt zu finden ist kein einfacher Prozess, aber hoffentlich können Sie aus den Geschichten meiner Patientinnen lernen und die Fallstricke vermeiden, denen sie begegnen.

Beginnen Sie Ihre Suche nach einem Endometriose-Spezialisten, indem Sie Ihrem Hausarzt oder einem anderen vertrauenswürdigen Arzt Ihre Symptome schildern. Fragen Sie nach Empfehlungen zu Behandlung und Nachsorge. Denken Sie daran, welchen Herausforderungen sich einige meiner Patientinnen gegenüberstehen sahen. Wenn Sie sich an ihren Erfahrungen orientieren, können Sie schnell feststellen, ob ein Arzt der richtige für Sie ist. Achten Sie bei der Auswahl auf sehr hohe Standards. Endometriose ist ein ernstes Gesundheitsproblem, das nur die beste Behandlung verdient.

Ihr Endometriose-Spezialist sollte vor allem alles über die Krankheit wissen. Denken Sie daran, dass die meisten Gynäkologen nicht unbedingt Spezialisten sind. Sie werden Ihnen wahrscheinlich Medikamente verschreiben, die die Funktion Ihrer Eierstöcke unterdrücken, aber die Krankheit bleibt dadurch erhalten. Sie können auch eine Laparoskopie durchführen, um Endometriose zu diagnostizieren, die notwendige Exzision wird jedoch nicht durchgeführt. Einer der Gründe für diesen unvollständigen Ansatz ist die Angst vor der Entstehung von Komplikationen oder Risiken. Endometriose betrifft oft mehrere Organe, und wie tief die Läsionen gehen, zeigt sich erst, wenn sie herausoperiert werden. Sie müssen einen Spezialisten finden, der über außergewöhnliche chirurgische Fähigkeiten und eine gute Ausbildung verfügt und Zugang zu den modernsten chirurgischen Ausrüstungen und Techniken hat. Er sollte ein aktualisiertes Wissen über verschiedene Behandlungen besitzen und offen für komplementäre Ansätze sein. Es gibt viele kompetente Spezialisten, die nach diesen Grundsätzen praktizieren.

So bereiten Sie sich auf einen Termin vor:

- Bevor Sie einen Facharzt aufsuchen, ist es wichtig, so viele Informationen wie möglich über Ihre Symptome und Ihre Krankengeschichte zu sammeln.
- Wenn Sie Krankenprotokolle von vorherigen Ärzten haben, nehmen Sie sie mit, insbesondere Berichte über Operationen und Pathologieberichte.
- Überlegen Sie sich genau, wie Sie Ihre Symptome, Sorgen und Ängste beschreiben. Seien Sie präzise. Wie sind die Schmerzen an einem durchschnittlichen Tag? Gibt es eine Tageszeit, zu der sie schlimmer werden? Kommt und geht der Schmerz? Was hilft, ihn zu lindern? Wie schlimm und störend ist das? Lösen bestimmte Aktivitäten die Beschwerden aus? Beeinträchtigt es Ihren Alltag? Haben Sie Schmerzen beim Stuhlgang? Wenn Sie sexuell aktiv sind, verstärkt eine tiefe Penetration den Schmerz? Und, am wichtigsten, ist der Schmerz auf der einen Seite schlimmer als auf der anderen?
- Haben Sie keine Angst, Fragen zu stellen.

Was Sie bei der Suche nach einem Spezialisten beachten sollten:

- Ist der Arzt/die Ärztin auf medizinische und chirurgische Behandlung von Endometriose spezialisiert?

- Wie viel Prozent seiner oder ihrer Patientinnen sind junge Frauen und Mädchen?
- Hat der Arzt/die Ärztin Erfahrung mit ähnlichen Krankheiten?
- Wie steht der Arzt/die Ärztin zu Ihrer Rolle bei der Behandlung? Ist er oder sie bereit, von Ihnen Input zu erhalten?
- Stellt der Arzt/die Ärztin ausreichend Zeit für eingehende Gespräche und Untersuchungen zur Verfügung oder ist er oder sie in Eile?
- Kann der Arzt/die Ärztin chirurgische Verfahren und Behandlungsmöglichkeiten klar und verständlich erklären?
- Welche Ansichten vertritt der Arzt/die Ärztin in Bezug auf verschiedene Hormontherapien (orale Kontrazeptiva, Intrauterinpessar [Spirale] usw.)? Kann er oder sie die Gründe für die Verschreibung bestimmter Medikamente sowie die damit verbundenen Vor- und Nachteile erläutern?
- Was sagt Ihnen Ihre Intuition? Fühlen Sie sich sicher, wenn Sie mit dem Arzt/die Ärztin reden? Hört er oder sie sich Ihre Bedenken an, erkennt und spricht er oder sie diese an? Es muss jemand sein, dem Sie vertrauen und mit dem Sie offen sprechen können.
- Arbeitet der Arzt/die Ärztin mit anderen Spezialisten zusammen, die sich in der Behandlung von Endometriose-Patientinnen auskennen?

Was ist beim Umgang mit Behandlungsoptionen zu beachten?

- Besprechen Sie die Besonderheiten der durchgeführten Untersuchung. Waren die Gebärmutter und die Eierstöcke beweglich? War die Gebärmutter mit der Bauchwand oder dem Enddarm verklebt? Hing einer der Eierstöcke an der Beckenwand fest?

Klebte der Enddarm am Gebärmutterhals? Wurden bei der rektalen Untersuchung Knoten wahrgenommen?

- Fragen Sie immer nach allen verfügbaren Behandlungsoptionen – chirurgisch und medizinisch – und wählen Sie den Ansatz, mit dem Sie sich am wohlsten fühlen und der am besten zu Ihrem Lebensstil passt.
- Wenn Sie über Medikamente sprechen, bitten Sie den Arzt/die Ärztin, Ihnen genau zu erklären, was wofür geeignet ist. Dienen sie nur zur Schmerzlinderung oder unterdrücken sie die Hormonproduktion? Fragen Sie auch nach Risiken, Nebenwirkungen und Wechselwirkungen mit anderen Mitteln. Vergewissern Sie sich, dass Sie die Dauer der beabsichtigten Behandlung verstehen, und planen Sie Folgetermine für eine Überprüfung der Wirkung.

Was ist bei der Besprechung eines chirurgischen Eingriffs zu beachten?

- Wie plant der Arzt/die Ärztin eine Operation zur Behandlung von Endometriose? Ist er oder sie auf Laparoskopie spezialisiert? Plant er oder sie, das Endometriose-Gewebe mittels Laser (Verödung) oder durch Ausschneiden zu entfernen?
- Werden Bilder von der OP gemacht oder ein Video?
- Wie klar kann der Chirurg das Verfahren erklären? Was genau wird während der Operation gemacht? Wird zum Beispiel die Endometriose entfernt oder handelt es sich um eine explorative Operation? Warum? Die meisten Frauen sollten bei einem Diagnoseverfahren vorsichtig sein. Der Chirurg sollte die Fähigkeit haben, die Prozedur ordnungsgemäß abzuschließen (das heißt, die Läsionen entfernen).

- Bespricht der Chirurg offen Komplikationen und Risiken? Hat er oder sie Erfahrung damit, Komplikationen zu behandeln?
- Hat der Arzt/die Ärztin eine Verbindung zu einem Krankenhaus, das sich im Bereich Endometriose auskennt? Verfügt die Einrichtung über ein Team von Chirurgen mit unterschiedlichen Spezialisierungen? Werden andere erfahrene Chirurgen im Operationssaal dabei sein?
- Was ist nach einer Operation zu erwarten? Wie stark werden die Schmerzen sein? Wie können sie gelindert werden? Was sind Einschränkungen nach der Operation für die Rückkehr in die Schule, Arbeit, zu anderen Aktivitäten und zu Ihrer normalen Routine? Wie können Sie sich und Ihren Körper auf die Operation vorbereiten?
- Fragen Sie unbedingt Ihre Arztpraxis nach dem besten Tagesablauf vor und nach der Operation, um den Heilungsprozess zu unterstützen.
- Holen Sie sich immer eine zweite Meinung. Oder eine dritte. Oder mehr!

Epilog

Kurz bevor ich das Manuskript dieses Buches beendet hatte und alles fertig geschrieben war außer dem Epilog, bekam ich von meiner Patientin Laura eine der besten Nachrichten, auf die ein Arzt hoffen kann. Ich bin sicher, Sie erinnern sich, wie frustriert Laura wegen ihrer Endometriose war: Ihr Gynäkologe sagte ihr, ihre Schmerzen seien ein »Frauenproblem«, mit dem sie lernen müsse umzugehen. Sie musste zahlreiche Laseroperationen über sich ergehen lassen, hatte eine Eileiterschwangerschaft, die zu einer Fehlgeburt führte und auch beinahe ihr Leben gekostet hätte. Laura sagte, sie fühle sich »zu 95 Prozent sicher«, kein Kind bekommen zu können, weil ihr nur noch ein Teil eines Eierstocks geblieben war, und der funktionierte nicht gut. Ich hätte ihre Chancen wahrscheinlich als noch geringer eingeschätzt, aber nach ihrer Operation blieb diese geringe Möglichkeit. Und im Juni 2015 brachte Laura auf wundersame Weise ein gesundes Mädchen zur Welt.

Ihre Schwangerschaft war ein hohes Risiko, daher wurde sie streng von einem Arzt überwacht. »Ich habe es durch die magische Zwölf-Wochen-Marke geschafft, und ich wurde jeden Monat untersucht«, sagte Laura. »Das Baby blieb gesund und wuchs weiter. Es war eine sehr unangenehme Schwangerschaft, denn als das Baby und mein Bauch wuchsen, belastete es das Narbengewebe, das nach den vielen Operationen entstanden war, sehr stark, aber ich beschwerte mich nicht. Solange mein Baby gesund war, war ich glücklich.«

Nachdem ich Lauras Endometriose entfernt hatte, ließ sie sich am Handgelenk ein Tattoo stechen mit dem italienischen Spruch

Vivi La Vita. »Es ist für mich eine Art Rückversicherung geworden«, sagte Laura. »Immer wenn ich einen schlechten Tag habe, schaue ich darauf und erinnere mich daran, dass ich endlich mein Leben leben kann.« Jede Frau verdient diese Sicherheit. Sie sollte nicht gezwungen werden, sich ihr Leben durch eine gefürchtete Krankheit diktieren zu lassen.

Ich hatte mit diesem Buch und den Beiträgen meiner Patientinnen zwei Ziele: Sie oder Ihre Angehörige sollten gesund werden und das weltweite Wissen um die Endometriose sollte zunehmen. Ich hoffe, ich habe Sie genug über die Krankheit unterrichtet, sodass Sie feststellen können, ob Sie oder jemand, den Sie kennen, darunter leiden könnten. Erkennen Sie die Symptome und möglichen Fehldiagnosen. Seien Sie sich bewusst, dass der Schmerz echt ist und dass Ihr Arzt womöglich sehr wenig über die Krankheit weiß. Behalten Sie im Kopf, wie sehr die Krankheit Ihre Beziehungen und Ihre Arbeit beeinflussen kann. Erkennen Sie, wie wichtig die Aufklärung heranwachsender Mädchen und Jungen ist. Seien Sie sich bewusst, dass die Krankheit Ihre Fruchtbarkeit beeinflussen kann und dass sie richtig behandelt werden sollte. Überlegen Sie sich genau, welche Fragen Sie Ihrem Arzt stellen wollen. In der Behandlung sollte eine Hysterektomie nur dann infrage kommen, wenn es keinen anderen Ausweg gibt. Sie sind nicht verrückt, beziehungsweise Ihre geliebte Frau ist es nicht. Die Krankheit kann einen großen Einfluss auf den Lebensweg einer Frau haben. Lassen Sie nicht locker und fordern Sie die richtige Behandlung ein.

Seit Jahrhunderten werden andere Erkrankungen für die durch Endometriose verursachten Verwüstungen an Körper und Seele verantwortlich gemacht. Es ist an der Zeit, die Anonymität der Krankheit zu beenden, um ihren Auswirkungen ein Ende zu setzen. Sprechen Sie mit jedem, den Sie kennen, über Endometriose. Geben Sie dieses Buch an Freunde weiter und fordern Sie sie auf, es ihrerseits weiterzureichen. Geben Sie es Ihrem Arzt und diskutieren Sie darüber. Sprechen Sie über die Krankheit in den sozialen Medien. Wenn Sie an Endometriose leiden und öffentlich über Ihren Zustand sprechen, bieten Sie an, auch darüber zu schreiben oder Interviews für Zeitungen oder Magazine zu geben. Treten Sie einer Endometriose-Selbsthilfegruppe bei oder gründen Sie Ihre eigene. Wenn Sie ein Elternteil sind, informieren Sie die Schule Ihres Kindes über unser ENPOWR-Projekt und helfen Sie uns, in die Schule zu kommen, um die Schüler und Mitarbeiter aufzuklären. Wenn Sie Medizin studieren und noch nichts über diese Krankheit und die richtige Behandlung erfahren haben, fordern Sie Ihre Fakultät auf, sie in den Lehrplan aufzunehmen.

Denken Sie an die Statistiken:

- Weltweit leiden schätzungsweise 176 Millionen Frauen an Endometriose.
- Mindestens zehn Prozent der amerikanischen Frauen im gebärfähigen Alter haben Endometriose.
- Bei Endometriose dauert es durchschnittlich acht bis zwölf Jahre, bis es zu einer Diagnose kommt.

Denken Sie auch daran:

- Früherkennung und rechtzeitiges Eingreifen sind für die Prävention von Schmerzen, Leid und Unfruchtbarkeit unerlässlich.
- Endometriose ist eine behandelbare Krankheit.
- Eine Exzision – der Goldstandard – ist die beste Behandlungsmethode bei Endometriose.

Passen Sie gut auf sich auf und helfen Sie mit, das Bewusstsein für diese Krankheit zu schärfen. *Vivi la vita!*

Quellen und Links

- *www.endofound.org*
  Das ist die Website der Endometriosis Foundation of America. Gerne können Sie hier kostenlos Informations- und Schulungsmaterialien herunterladen. Die Website wird regelmäßig aktualisiert.
- *www.drseckin.com*
  Hier finden Sie weitere Informationen zur Endometriose und zu meiner Arbeit.
- *www.endofound.org/disease-information-and-support*
  Weitere Informationen zur Endometriose.
- *www.endofound.org/resource-materials*
  Hier finden Sie Broschüren, Informationsblätter, Methoden zur Erfassung von Symptomen usw.
- *www.endofound.org/the-enpowr-project*
  Informationen zum ENPOWR-Projekt.
- *www.endofound.org/medicalconference*
  Informationen zu den Bildungsveranstaltungen und der medizinischen Konferenz der EFA.

Links zu deutschsprachigen Websites, die über Endometriose aufklären und Selbsthilfegruppen anbieten:

- www.endometriose-vereinigung.de
- www.regelschmerzen-info.de
- www.endohilfe.de
- www.eva-info.at/
- www.endo-help.ch/de

Dank

Als Endometriose-Chirurg könnte ich ohne mein engagiertes Team aus sachkundigen und leidenschaftlichen Mitarbeitern keinen Erfolg haben. Ich habe gelernt, dass das auch gilt, wenn man ein Buch über diese Krankheit schreibt. Ich bedanke mich bei den vielen Menschen, die mir in meiner gesamten Karriere geholfen haben, und bei denen, die dazu beigetragen haben, dass dieses Buch entstehen konnte. Der Vorstand und die Mitarbeiter der Endometriosis Foundation of America bewegen Berge.

Padma Lakshmi danke ich für ihre Vision, ihren Mut, Altruismus und ihre Stimme, für ihre Hilfe im Kampf gegen diese Krankheit.

Harry Reichs Pionierarbeit hat nicht nur mich, sondern Tausende von Chirurgen auf der ganzen Welt inspiriert. Ich danke Mina, die unersetzliche Familienschriftstellerin, die mir mit diesem Buch geholfen hat. Und meiner Frau Elif, für ihre unermüdliche Unterstützung, Ermutigung und unvergleichliche, ewige Freundschaft – ohne sie ginge gar nichts.

Danke an Bill Croyle, ohne seine Arbeit würde dieses Buch nicht existieren.

Vielen Dank, Jeanne Rebillard, Jon O'Neal, Sallie Sarrel, Selma Rondon und Thom Graves.

Abschließend möchte ich allen tapferen Frauen und Männern danken, die ihre Geschichten in diesem Buch geteilt und ihm dadurch Leben eingehaucht haben: Angela, Annie Rose, Basia, Beth, Blaire, Carissa, Casey, Diana, Elisa, Elissa, Eva, Jessica, Julie, Kyung, Laura, Lauren, Liza, Michele, Monique, Nicole, Nicoletta, Sara, Stephanie, Rupi Kaur, Tom und Drew.

Anmerkungen

1 Robert Frost: Promises to keep: Poems. Gedichte. Übersetzt von Lars Vollert. C.H. Beck 2016.

2 Endometriosis.org, »Facts about endometriosis«, http://endometriosis.org/resources/articles/facts-about-endometriosis/.

3 *Journal of Endometriosis and Pelvic Pain Disorders,* G. David Adamson, Stephen Kennedy, Lone Hummelshoj, »Creating solutions in endometriosis: global collaboration through the World Endometriosis Research Foundation«, 29 March 2010, http://www.j-endometriosis.com/article/creating-solutions-in-endometriosis-global-collaboration-through-the-world-endometriosis-research-foundation-art006549.

4 *Human Reproduction,* Hadfield R., Mardon H., Barlow D., Kennedy S., »Delay in the diagnosis of endometriosis: a survey of women from the USA and the UK«, 11 April 1996, http://www.ncbi.nlm.nih.gov/pubmed/8671344.

5 *Endometriosis: A Guide for Patients,* The American Society for Reproductive Medicine, 2012, http://www.asrm.org/uploadedFiles/ASRM_Content/Resources/Patient_Resources/Fact_Sheets_and_Info_Booklets/endometriosis.pdf.

6 *Human Reproduction,* S. Simoens, L. Hummelshoj, and T. D'Hooghe, »Endometriosis: cost estimates and methodological perspective«, 2007, http://humupd.oxfordjournals.org/content/13/4/395.full.pdf.

7 Journal of Pediatric & Adolescent Gynecology, P.A. Suvitie, MD, M.K. Hallamaa, MD, J.M. Matomäki, MSc, J.I. Mäkinen, Prof., and A.H. Perheentupa, MD, PhD, »Prevalence of Pain Symptoms Suggestive of Endometriosis Among Finnish Adolescent Girls (TEENMAPS study)«, 10 July 2015, http://wwwjpagonline.org/article/S1083-3188(15)00261-2/abstract.

8 Journal of Fertility and Sterility, Camran Nezhat, M.D., Farr Nezhat, M.D., and Ceana Nezhat, M.D., »Endometriosis: ancient disease, ancient treatments«, 2012, http://www.endmarch.org/wp-content/uploads/2014/09/Endometriosis-Article.pdf.

9 New York Times, Associated Press, »House Approves Eliminating ›Lunatic‹ from Federal Law«, 5 December 2012, http://www.endofound.org/endometriosis-ancient-disease-ancient-treatments.

10 Journal of Fertility and Sterility, Camran Nezhat, M.D., Farr Nezhat, M.D., and Ceana Nezhat, M.D., »Endometriosis: ancient disease, ancient treatments«, 2012, http://www.endomarch.org/wp-content/uploads/2014/09/Endometriosis-Article.pdf.

11 Endometriosis Foundation of America Medical Conference 2015, Dr. Sawsan As-Sanie, »Pain mechanisms in endometriosis: understanding the neurobiology of chronic pain to enhance patient care«, April 2015, http://www.endofound.org/video/sawsan-suzie-as-sanie-pain-mechanisms-in-endometriosis-understanding-the-neurobiology-of-chronic-pain-to-enhance-patient-care/1271.

12 http://www.rupikaur.com.

13 *Huffington Post,* Emma Gray, »The Removal Of Rupi Kaur's Instagram Photos Shows How Terrified We Are Of Periods«, 27 March 2015, http://www.huffingtonpost.com/2015/03/27/rupi-kaur-period-instagram_n_6954898.html.

14 Endometriosis Foundation of America Nurse Conference 2013, Kimberly Smith-Niezgoda presentation, http://www.endofound.org/video/nurse-conference-2013-kimberly-smith-niezgoda-mac-lac-diplnccaom/412.

15 Endometriosis Foundation of America Nurse Conference 2013, Kimberly Smith-Niezgoda presentation, http://www.endofound.org/ video/nurse-conference-2013-kimberly-smith-niezgoda-mac-lac- diplnccaom/412.

16 *WebMD UK Health News,* Nicky Broyd, »Endometriosis: Surgery lowers ovarian cancer risk«, 10 April 2013, http://www.webmd.boots.com/ovarian-cancer/news/20130411/endometriosis-surgery-ovarian-cancer.

17 *Journal for Healthcare Quality,* Johns Hopkins Medicine, »Hospitals Misleading Patients About Benefits of Robotic Surgery, Study Suggests«, 18 May 2011, http://www.hopkinsmedicine.org/news/media/releases/hospitals_misleading_patients_about_benefits_of_robotic_surgery_study_suggests.

18 *Medical Daily,* Ed Cara, »144 Deaths Linked To Robotic Surgery In Past 14 Years: Are They Safer Or More Effective Than Conventional Surgeries?« 23 July 2015, http://www.medicaldaily.com/144-deaths-linked-robotic-surgery-past-14-years-are-they-safer-or-more-effective-344462.

19 American Congress of Obstetricians and Gynecologists, James T. Breeden, MD, »Statement on Robotic Surgery by ACOG President«, 14 March 2013, http://www.acog.org/About-ACOG/News-Room/News-Releases/2013/Statement-on-Robotic-Surgery.

20 *WebMD UK Health News,* Nicky Broyd, »Endometriosis: Surgery lowers

ovarian cancer risk«, 10 April 2013, http://www.webmd.boots.com/ovarian-cancer/news/20130411/endometriosis-surgery-ovarian-cancer.

21 American Cancer Society, »What are the key statistics about ovarian cancer?« http://www.cancer.org/cancer/ovariancancer/detailedguide/ovarian-cancer-key-statistics.

22 Breast Cancer Research Foundation, »Breast Cancer Statistics and Resources«, http://www.bcrfcure.org/breast-cancer-statistics-resources.

23 The Yearbook of Obstetrics & Gynecology. Vol 6. Henry Reich. »Laparoscopic surgery for advanced endometriosis«. Ed. PM Shoughn O'Brien. RCOG Press, London. Ch. 33. Pages 377–393. 1998.

Register

A

B

C

D

E

F

G

H

I

K

L

M

N

O

P